이종희 항암요리연구소
개인 맞춤형
항암식단

귀하의 목숨과 부귀영화를 지켜주는 since 1991년 건강신문사 kksm.co.kr

이종희 항암요리연구소
개인 맞춤형
항암식단

이종희 항암요리연구소 대표 지음

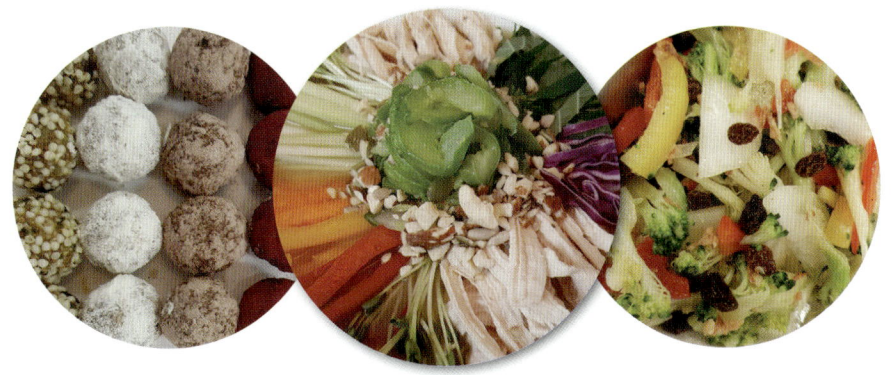

세끼 식사가 암을 고친다!
암유전인자도 바꾸는 놀라운 맞춤 항암식단의 힘!

건강신문사
www.kksm.co.kr

차례

머리말 _ 음식은 암 DNA를 바꾼다   6

왜 개인 맞춤형 항암식단인가?

1. 먹는 음식이 내 몸이 된다   10
2. 암환자가 생명을 잃게 되는 원인   13
3. 모든 암 치료의 기본은 식사   15
4. 암 유전인자도 바꾸는 음식의 힘   19
5. 항암식단의 의학적 근거   24
6. 항암식단의 효능   37

이종희 항암식단 레시피

1. 암환자 요리는 더 맛있어야 한다   42
2. 항암부작용 방지식단   44
   1) 구토와 구역 완화 방법   44
   2) 부작용 예방을 위한 식단 원칙   48
   3) 항암 부작용 완화 방법   50
   4) 면역을 올려주는 레시피   58
   5) 운동과 식단의 상호보완성   64

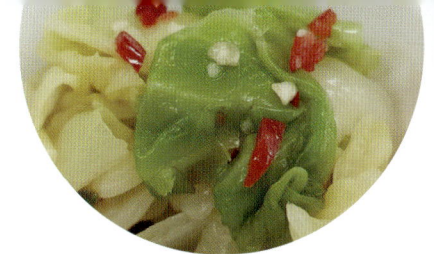
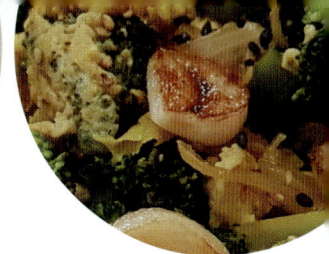

3. 암 전이 · 재발 방지 맞춤 식단　　　　　　　　　67
4. 암종류별 맞춤 식단 례　　　　　　　　　　　　81
　1) 유방암　　　　　　　　　　　　　　　　　81
　2) 자궁암　　　　　　　　　　　　　　　　　107
　3) 위암　　　　　　　　　　　　　　　　　　111
　4) 폐암　　　　　　　　　　　　　　　　　　121
　5) 대장암　　　　　　　　　　　　　　　　　140
　6) 간암　　　　　　　　　　　　　　　　　　159
　7) 전립선암　　　　　　　　　　　　　　　　173
　8) 췌장암　　　　　　　　　　　　　　　　　181

3부

개인 맞춤형 항암요리 치료 사례

1 유방암　　　　　　　　　　　　　　　　　　184
2 위암　　　　　　　　　　　　　　　　　　　188
3 간암　　　　　　　　　　　　　　　　　　　190
4 자궁암　　　　　　　　　　　　　　　　　　193
5 갑상선암　　　　　　　　　　　　　　　　　195
6 폐암　　　　　　　　　　　　　　　　　　　197
7 대장암　　　　　　　　　　　　　　　　　　200
8 방광암　　　　　　　　　　　　　　　　　　204

후기 _ 206

머리말

음식은 암 DNA를 바꾼다

암 진단을 받게되면 대부분의 환자들은 깊은 절망에 빠진다. 완치에 대한 불확실한 미래, 치료 과정에서 겪게 될 고통, 그리고 암이 재발할 가능성 등 여러 문제를 마주하면서 수많은 고민과 두려움이 생겨나게 된다.

환자나 가족들은 암 치료를 위해 무엇부터 해야 할지 모르고, 병원에서는 주로 의료적인 부분에만 집중하기 때문에 식이 요법이나 생활 습관 관리에 대한 구체적이고 실질적인 조언을 받지 못한다. 암 치료를 위한 표준적인 의학적 접근법은 중요하지만, 암 치료 이후 사실상 가장 두려운 것은 재발이고 이 재발이나 전이 방지를 위해 개인별 체질과 영양, 면역 상태를 분석하고 그에 적합한 식단과 생활 습관을 실천하는 것은 완치를 위해서는 가장 근본적인 관리 핵심이다.

암 환자들의 항암 치료시 부작용 완화, 항암 내성 극복, 재발 방지까지 다양한 분야의 지식과 오랜 암환자 관리 실제 경험을 담아 이

책을 쓰게 되었다.

"암을 이겨내는 비밀은 바로 당신의 식탁에 있습니다."

항암 요리 전문가로서 24년간 암 환자들의 맞춤형 식단 관리를 해온 필자는 TV 프로그램 '엄지의 제왕', '생로병사' 등 여러 방송에도 출연한 바 있으며, '마이크로바이옴 학술발표' 뿐 아니라 국회에서 '국민건강을 위한 정책제안'을 보건교육사 여성대표로서 발표도 하는 등 예방적 국민건강에도 많은 관심과 노력을 기울이고 있다.

과학적 근거에 기반한 레퍼런스를 통해 환자 개개인의 상태에 맞는 개인별 맞춤형 식단이 왜 중요한지, 그리고 의학적 표준 치료와 더불어 항암 부작용을 줄이고 이후 재발과 전이를 어떻게 방지하고 건강한 삶을 유지할 수 있는지 소개하였다. 암 환자들에게는 영양가도 중요하지만 무엇보다도 맛있게 먹을 수 있어야한다. 특히 항암치료를 받는 경우 입맛이 떨어지고 없는 암환자 요리는 더 맛있어야 한다는 것이 필자의 생각이다.

"맛있게, 건강하게, 암을 이겨내는 맞춤식 식단을 통해 건강을 되찾을 수 있습니다!"

2024년 가을
저자 **이종희**

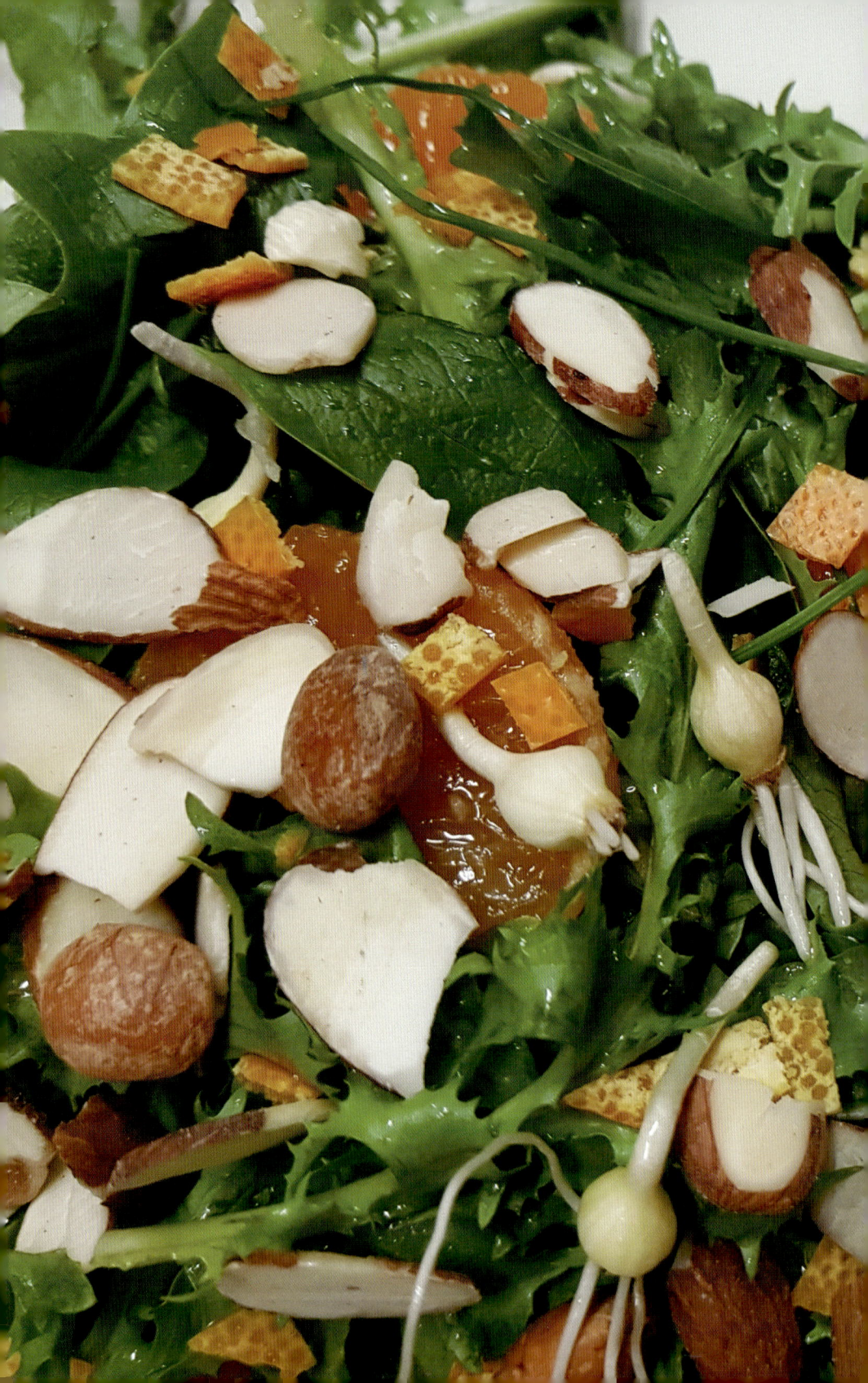

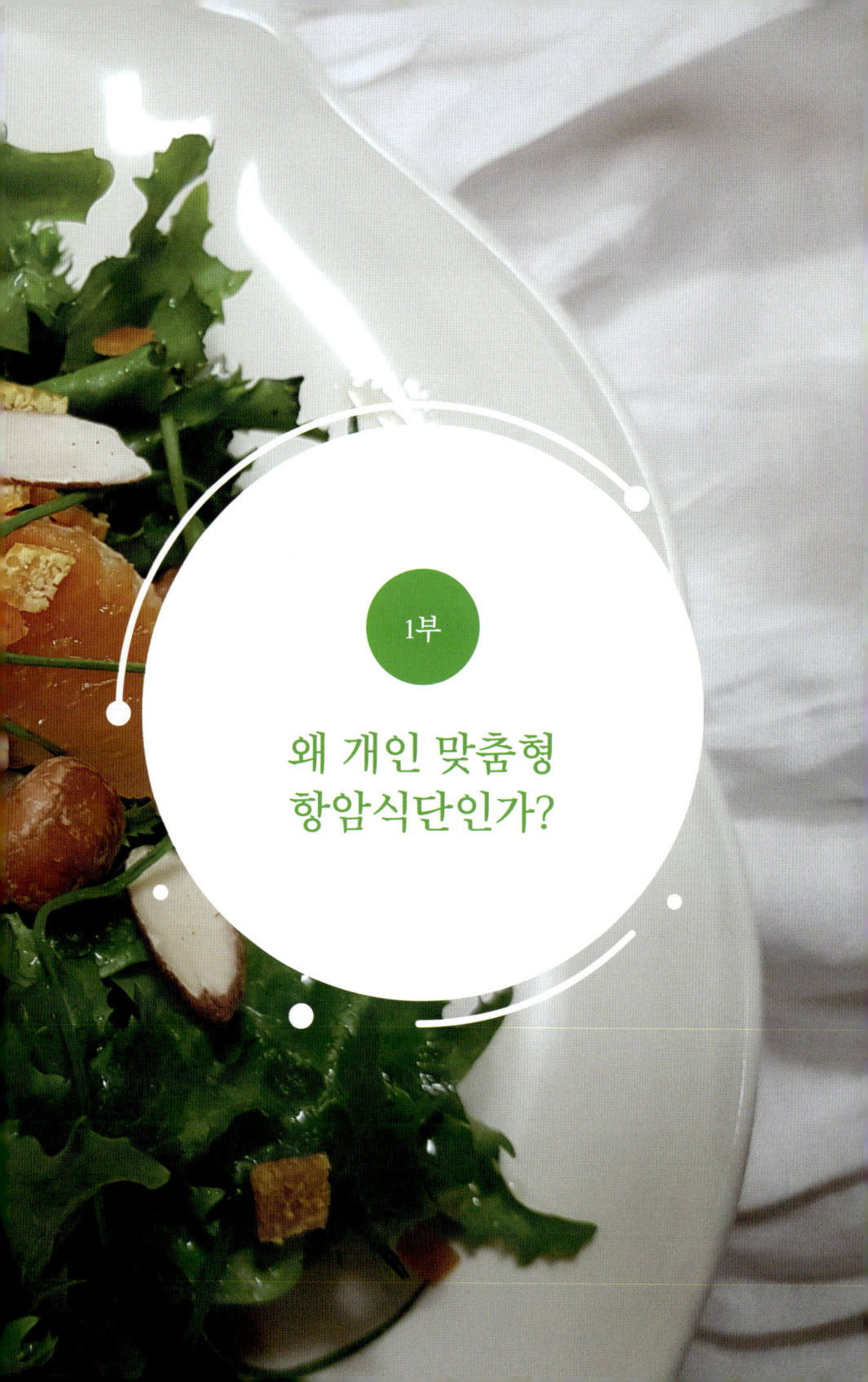

1부

왜 개인 맞춤형 항암식단인가?

1
먹는 음식이 내 몸이 된다

1) 개인 맞춤형 식단의 중요성

　오늘 내가 먹고 마시는 모든 음식들이 내 몸의 피가 되고 살이 되고 뼈가 된다.
　당연히 암세포가 되기도 한다. 암세포가 하늘에서 떨어진것도 아니고 땅에서 솟은것도 아니다. 내가 먹고 마신 음식들이 암세포가 된 것이다. 이처럼 섭생으로 암이 유발된만큼 치료 또한 섭생으로 할 수 있다. 암을 유발하는 원인은 물론 한두가지가 아니지만 사람의 유전인자도 섭생과 생활습관으로 바뀌어지는 만큼 섭생은 암치료에 있어서 가장 중요하다. 섭생을 배제한 어떤 첨단의학적 암치료도 근본적인 치료는 될 수 없다.

　그래서 암 치료에 있어 식단은 중요한 역할을 한다. 질병을 치료

하는데 특히 개인 맞춤형 식단은 표적 항암제처럼 환자의 상태, 암의 종류, 증상, 치료 방식 등에 따라 개별적으로 설계하기 때문에 매우 중요하고 결과 또한 효과적이기 때문이다. 이러한 식단은 환자의 영양 상태를 개인별로 최적화시키고 면역력을 높이며, 치료의 효과를 극대화하는 데 도움을 준다. 특히 암 환자들은 치료 과정에서 식욕부진, 체중 감소, 영양 불균형, 면역력 저하, 오심과 구토, 설사와 변비 등의 문제를 겪을 수 있어 개인 맞춤형 식단의 필요성은 더욱 커진다.

개인 맞춤형 식단은 단순히 영양소를 적절히 공급하는 것을 넘어 암의 특성과 환자의 건강 상태를 고려하여 설계하는 것을 말한다. 예를 들어 특정 암 유형에 따라 항암 효과가 더 높은 식재료를 적극적으로 포함을 하고 치료 부작용을 완화할 수 있는 식재료를 선택하는 등의 방법이 고려되어야 한다. 또한 환자의 소화상태, 흡수력, 장의 마이크로바이옴 생태계나 DNA 유전자 상태에 따라 다르게 적용 되어야 한다. 이를 통해 환자는 보다 건강한 상태로 치료를 받을 수 있고, 치료 후 회복 속도도 빨라질 수 있다.

많은 암환우를 24년간 현장에서 만나면서 느끼는 것은 암 진단을 받고나면 암환우가 현실적으로 겪는 가장 큰 어려움은 '불안(不安)'이다. 암을 진단받는 순간부터 모든 것이 불안하고 두려움과 동시에 황량한 벌판에 홀로 서있는 듯한 외로움에 처하게 된다. 심지어 가까운 사람에게 조차 "어떻게 해야 하지?"라고 물어 볼 수 도 없는 상황이 된다. 생명에 관한 선택을 다른 사람에게 물어보기엔 너무나도 무거운 결정이 되기 때문이다.

과거에는 암을 진단받으면 병원치료만 선택했던 시절이 있었다. 하지만 요즘은 병원치료를 받으면서 먼저 신경쓰는 것이 식사에 관한 것이고 가장 관심사가 되는 것이 바로 항암에 좋은 식이요법이다.

필자는 웰빙이란 단어조차 없었던 시절부터 암환우분들 곁에서 24년간을 1:1 개인맞춤식이지도로 많은 분들을 도와 건강을 회복할 수 있도록 함께해 왔다. 그동안 음식으로 생명이 다시금 살아나는 놀라운 일을 수없이 목격했다.

그만큼 건강을 회복시키는 모든 중심이 음식이라는 것을 현장에서 누구보다도 직접 체험을 한것이다.

② 암환자가 생명을 잃게 되는 원인

　독일 국립암센터의 논문과 세계암학회의 발표에 따르면 암환자 사망원인의 55% 이상이 면역결핍과 영양결핍이다. 25%는 종양이 너무 커서 인체 장기 기능이 마비되는 경우이다. 10%는 지나친 체중감소, 7%는 내출혈로 인한 사망이다. 3%는 기타원인으로 인해 사망하는 것으로 조사됐다.

　이처럼 암환자의 과반수 이상은 암 자체보다 극도로 약해진 체력으로 감기, 몸살같은 가벼운 질환도 극복 못하고 체중이 심각하게 빠지게 되며 심장박동이나 호흡할 힘까지도 잃게 되어 결국 사망한다는 것이다.

　암환자는 암으로 인해 극심한 식욕부진을 겪게되는데 이로인해 근육손실과 체중감소 현상이 두드러지게 나타난다. 암환자의 극심한 체중감소는 결국 면역기능저하로 이어져 암과 싸워나갈 자체 힘이 상실되어 폐렴, 패혈증등으로 진행된다.

어떤 환자들은 한달만에 체중이 10~20kg씩 줄어드는 경우들도 종종 관찰 되어진다.

특히 말기로 진행되어지는 경우는 거의 예외없이 극심한 체중감소, 식욕부진 현상들이 나타난다.

암 환자의 극심한 체력저하와 체중감소를 막아주기위해서는 임상의학적으로 입증된 특수영양관리가 반드시 필요하다. 섭생을 통해 충분한 영양분들이 보충되어야만 암과 싸워나갈 면역기능을 키워나갈 수가 있는 것이다.

인체의 면역기능을 전반적으로 받쳐줄 수 있는 면역과 영양의 뒷받침이 되지못하면 그 어떤 암치료도 효과가 일시적일 수밖에 없다.

암환자는 누구나 ■식욕부진, ■영양실조, ■체중감소, ■면역저하, ■통증, ■변비·설사, ■불면증등의 증상을 겪게된다.

이런 진행과정을 멈추게 하고 돌려세울 수 있게 하는 것이 바로 개인별 맞춤 식단이다.

개인 맞춤형 항암식단은 수술, 방사선, 항암제 치료후 암 치료로 손상된 정상세포기능을 신속히 회복 시키고 암과 싸워나갈 수 있는 면역 기능을 최대로 활성화 시켜 각종 감염 질환으로부터 인체를 보호한다.

3

모든 암 치료의 기본은 식사

1) 개인 맞춤형 식단 구성 원리

    인간은 누구나 스스로 자신의 질병을 치유할 수 있는 자가치유기능(self healing power)을 가지고 있다. 우리의 몸은 자기진단과 자기 수정을 통해 몸의 손상이 있을 때마다 회복 수리하게 되어있다. 따라서 망가진 자신의 자가치유기능만 정상화 시킬 수 있다면 어떤 질병이든 예방 및 치유가 가능하다. 그 핵심적인 일을 하는것이 음식이고 따라서 제대로 된 음식을 섭취하는 것이 가장 좋은 치료법인 것이다.
    다양한 식용식물 속에는 인체세포 수리와 복구에 쓰이는 수천가지의 생화합물질(파이토케미칼) 들이 들어있다. 이것이 바로 인체의 자가치유기능을 회복시켜서 병든 세포를 다시 건강하게 만들어 주는 놀라운 일을 하고있는 것이다. 물론 조리방법에 따라 더욱 효과를 높일 수도 있고 감소할 수도 있기에 조리방법, 조리시간, 온도, 조리도구도 중요해 진다.

　개인 맞춤형 식단을 구성하는 첫 번째 단계는 환자의 현재 건강상태와 암의 특성을 정확히 파악하는 것이다. 이를 위해 병원의 진료 기록과 치료과정을 고려하고 각종 검사 결과에 따라 식단이 보완되어야 하며 체성분 분석, 식습관 평가, 평소 생활습관 평가 등을 충분히 검토를 한 후 이러한 여러가지를 총괄한 것을 바탕으로 환자에게 필요한 개인 맞춤 식단을 구체적으로 설계 하는 것이다.

　이는 암환자마다 각자 조금씩 독특한 암종 형태로 나타나는 개별 특성에 강력한 항암효과와 함께 생화학물질들의 항암성분들을 부작용이 없이 음식물을 통해 지속적으로 섭취할 수 있는 방법을 찾기 위함이다. 거듭되는 검사만 할 것이 아니라, 항암치료 기간과 그 후에도 지속적으로 인체의 잔류 암세포를 공격할 수 있는 인체 고유의 항암능력을 복구시켜 그 역할를 제대로 수행할 수 있게 만들어 놓는 것을 최종 목표로 하는 것이다. 잠자고 있거나 쉬고 있는 인체의 항암 면역체계를 깨우거나 활동하게 해야한다. 이러한 기전에 가장 중요한 역할을 해 줄 식용식물속에 들어있는 생화학 물질들을 잘 이용하는 것이다.

　다양한 암종에 대해 식용식물에는 두 가지 역할을 하는 생화학물질들이 존재한다.

첫째, 암세포의 분열을 억제시키고 자연사멸을 유도하는 항암제와 같은 성분들이다.

둘째, 암세포를 직접 찾아서 죽이는 T세포, NK세포같은 면역세포들의 공격력을 증진시키고 그 숫자를 높여주어 인체의 항암능력을 강화시켜주는 성분들이다.

그 외에 항암치료과정에서 손상되는 인체 장기조직들을 복구시키는데 필요한 영양소들도 식용식물들에서 공급 받는 것이 중요하다. 사실 항암효과를 보이는 생화학물질들은 약용식물들에서도 이미 얼마든지 발견되어 있다.

참고로, 제약회사에서 만들어지고 연구되어지는 거의 모든 항암제들은 식물에서 다양한 항암효과를 보이는 생화학물질들에서부터 출발하여 만들어진 것이다.

현재 사용 중인 항암제 중에 약 20%정도는 식물에서 직접 추출되거나 식물내 약용 물질들이 항암치료에 사용되고 있다. 하지만 약용식물과 식용식물과 근본적인 차이는 항암효과를 얻을 수 있을 만큼 많은 양이 공급되려면 독성이 높아지는 것이 문제이다. 또한 약용식물에는 인체가 어떻게 대사처리를 해야 하는지 경험이 없는 여러 생화학물질(주로 독성 물질들)이 공존하기 때문에 장기적으로 섭취할 수가 없다.

반면에 인류가 수 백만년 동안 섭취해온 식용식물들에 존재하는 수 만 여종의 생화학물질들은 비타민처럼 인체내에서 영양소의 역할이나 항염효과, 항암효과, 항산화효과, 해독효과 등의 건강효과를 얻는데 이용되어 왔고 인류를 생존하게 해온 주인공들이다.

결국 환자들은 이러한 식용식물들에 함유되어 있는 자연 영양소와 생화학물질들에 대한 건강효과를 잘 이해할수록, 더불어 환자 자신의 암종 성격을 깊이 이해할수록 자신의 운명을 바꾸어낼 수 있는 저력을 갖게 되고 질병으로부터 벗어날 수 있다는 사실을 직시할 수 있다. 이러한 근거로 설계가 되고 나면 다음 단계는 실제 식단 계획을 세워야 한다. 여기에는 매일의 식사 계획과 함께 항암에 도움이 될 간식, 음식의 효과를 시너지 시켜 줄 약간의 보충제 등의 섭취 계획도 포함되기도 한다.

다시 말하자면, 질병별, 개인별로 분석된 자신의 결과에 맞게 항산화 물질이 풍부한 파이토케미칼 채소와 면역을 올려 줄 식용버섯류들을 선정하고 질병별로 항암 효과가 있는 특정 식품(예: 브로콜리, 강황, 베리류, 녹차 등)과 필요한 단백질을 좀 더 적극적으로 포함하는 방식이다. 또한 환자 자신의 기호와 식사 습관을 고려하여 건강한 식재료 속에서도 얼마든지 맛있고 지속 가능한 식단을 찾아야하는 것이다.

암 유전인자도 바꾸는 음식의 힘

1) 식단의 중요성 의학적으로 입증

음식이 사실상 유전인자도 바꾼다는 사실은 우리나라에서도 의학적인 연구를 통해 객관적으로 밝혀졌다.
비슷한 음식을 먹거나 비슷한 생활습관을 갖는 부부들은 살아가면서 유전인자도 변해 질병도 비슷하게 나타난다는 것이다.

국내 한 대학병원 연구팀이 전국 22개 종합병원에 내원한 40~75세 부부 520쌍을 대상으로 한 연구를 통해 이같은 사실을 밝혀냈다.

결과에 따르면 평생을 비슷한 음식과 생활습관을 공유한 부부는 심혈관질환 발병 위험도도 닮아가는 것으로 확인됐다. 남편에게 심혈관질환의 위험인자가 있으면, 아내에게도 같은 위험인자가 있을 가능성이 높은 것으로 밝혀진 것이다.

이 연구는 심혈관 질환에 관한 연구지만 암등 다른 유전인자도 음식을 통해 변한다는 사실은 전세계적으로도 많은 연구발표를 통해 확인됐다.

연구팀은 이 같은 결과에 대해 부부의 비슷한 섭생과 생활습관으로 인해 질병에 관한 유전인자도 비슷하게 바뀐 때문이라고 설명했다.

2) 항암 요리의 기본 원칙

항암 요리는 단순히 건강에 좋은 음식을 섭취하는 것 이상의 의미를 가진다. 이는 암 환자의 영양 상태를 최적화하고, 치료의 효과를 높이며, 면역력을 강화하는 것을 목표로 하기때문이다. 항암 요리의 기본 원칙은 신선한 생명력을 가진 재료를 사용하고, 가공 식품을 피하고도 맛이 좋은, 항암 성분이 풍부한 식품을 중심으로 요리하는 것이다.

또한 항암 요리는 맛과 영양의 균형을 맞추는 것이 중요하다. 암 환자는 치료 과정에서 미각이 변할 수 있기 때문에, 다양한 맛을 시도하고, 식욕을 돋우는 요리법을 활용하는 것이 좋다. 예를 들어 신선한 허브와 향신료를 사용하여 요리의 풍미를 높이거나, 다양한 채소를 사용하여 색감과 식감을 다채롭게 만드는 것이다.

3) 항암에 좋은 음식 구성

항암 능력을 강하게 키워주면서 맛도 있고 효과도 내는 음식 구성이 중요하다

암환자에 대한 식이요법은 먼저 병명이 아니라 암 조직의 성격에 따라 분류되어야 한다. 이들에 따라 암조직에 대한 항암효과가 확인된 생화학물질들이 고농축으로 공급될 수 있는 조리법이 필요하다. 보통 적어도 이러한 생화학물질들이 20여가지 이상이 작용할 수 있도록 식단이 짜여져야 한다.

일반적인 항암요법은 2, 3가지의 항암약을 고단위로 일정기간동안 투여하여 많은 항암부작용을 유발시키고 인체의 자연항암능력을 떨어뜨린다. 그러나 식이 항암 식단에서는 각각 소량의 항암물질들이 최소 20여가지 이상으로 공급되지만 이는 항암 부작용이 없고 암세포들이 내성을 만들지 않으므로 항암효과를 떨어뜨리지 않는다. 게다가 음식인만큼 지속적으로 공급될 수 있다는 것이 무엇보다 안심할 수 있는 장점이 있다. 이것은 부작용없이 재발을 방지할 수 있도록 항암약을 상시 복용하는 것과 같은 효과를 주게 된다.

암환자들이 식이요법 과정에서 이러한 원리로 처방되는 식단을 통해 준비된 음식을 하루에 충분하게 섭취한다면, 이와 같은 항암물질들과 강화된 면역반응으로 암세포들의 성장을 막고 크기가 줄어드는 효과를 기대할 수 있다. 이 과정에서 양성종양은 세포분열이 활발하지 않기 때문에 항암효과가 두드러지게 나타나지 않지만 세포분열이 왕성한 암세포들이 많이 들어있는 암조직들에는 식물 항암물질들에 대한 항암효과가 두드러질 것이다.

또한 같은 암종이라도 그 구조와 종양 내 혈관분포 형태에 따라 혈관을 통하여 항암물질들이 공급되는 것이 다르다. 그리고 종양 내에 괴사조직이 많은 곳에는 혈관이 닿지 않아서 그 부위에 있는 암세포들은 항암물질들이 쉽게 접근하기 어려워져서 사람마다 같은 크기의 같은 암종이라 해도 현대의학의 항암효과는 많은 차이를 보이고 있다.

따라서 암환자들이 무엇보다 관심을 가져야 할 것은 그냥 앉아서 재발이나 전이가 일어나지 않기를 바라면서 거듭되는 검사와 약만을 먹을 것이 아니라, 항암치료기간 뿐만 아니라 그 후에도 지속적으로 인체의 잔류 암세포를 공격할 수 있는 인체 고유의 항암능력을 복구시켜 놓아야만 하는 것이다.

항암 효과가 있는 음식들은 그 자체로도 영양가가 높고 힘이 있다. 이러한 음식들은 암세포의 성장을 억제하거나 면역 체계를 강화하여 암과 싸우는 데 도움을 준다. 대표적인 항암 음식을 단순하게 말할 수는 없지만 대체적으로 녹색 잎채소, 베리류, 견과류, 녹황색 식재료, 버섯류, 올리브 오일, 오메가3가 들어있는 신선한 식재료 등이 있다.

파이토케미칼을 많이 함유한 컬러플한 다양한 채소류는 항산화 물질과 비타민이 풍부하여 세포 손상을 방지하고 회복, 복구에 도움을 주며 면역력을 높이는 데 도움을 준다. 항암식단은 조미료나 첨가물을 배제하기 때문에 신선하고 제대로 키워 준 식재료의 오묘한 조화를 내는 방법을 배운다면 눈도 놀라고 입도 놀라는 보기도 좋고 맛도 좋은 항암요리를 직접 만들 수도 있고 즐겁게 먹을 수 있을 것이다.

식재료마다 고유의 효능과 맛을 가지고 있다. 예를들면, 베리류는 항산화 물질인 폴리페놀을 다량 함유하고 있어 암세포의 성장을 억제한다. 견과류와 오메가3 지방산을 포함하고 있는 식재료는 염증을 줄이고 면역 체계를 강화한다. 버섯류는 면역을 올려주는 효과가 뛰어나며, 토마토와 올리브유는 지중해식 식단의 중요한 요소로 알려져 있다. 이들을 질병상태에 따라 잘 조화를 시켜 요리한 항암음식은 때론 작품 수준이 되곤 한다.

5
항암식단의 의학적 근거
(개인 맞춤형 식단의 과학적 근거)

1) 최신 연구와 논문

음식은 DNA를 변화시킨다(후성유전학). 물론 우리가 잘 먹으면 건강하지만 이 메커니즘은 좋은 슈퍼푸드가 나쁜 유전자를 끄고 좋은 유전자를 켤 수 있다는 좀 더 깊은 내용의 것이 있다. 예를 들면 오메가3가 좋다는 연구 보고는 많지만 모든 사람에게 오메가3가 필요한 것은 아닐 수 있다. 어떤 사람들에게는 오메가3가 실제로 해로울 수도 있다.

이러한 메커니즘은 안젤리나 졸리의 BRCA 유전자 사례에서도 볼 수 있다. 안젤리나 졸리는 유전성 유방암에 대한 관심을 크게 불러 일으켰다. 그녀는 BRCA1 유전자에 돌연변이가 있음을 확인하고 예방적 유방절제술에 이어 난소 절제술까지 받았다.

그녀는 유방암과 난소암 발병 위험을 낮추기 위한 결정이었다. BRCA1과 BRCA2 유전자는 정상적으로 암으로부터 몸을 보호하는 역할을 해준다. 하지만 이 유전자에 변이가 생기면 암을 일으키는 외부 자극에 취약해져 젊은 나이에도 여러 종류의 암이 발생할 수 있다.

안젤리나 졸리가 섹시한 외모로 유명했던 것을 생각하면 여배우가 가슴을 제거했다는 사실은 모든 사람에게 충격적이었다. 너무 충격적이어서 한동안 '안젤리나 효과'라는 이름이 붙여지기도 했다. 이렇듯 개인의 여러 조건과 상황에 따라 이것이 유전자에 나타나는 현상이 모두 다를 수 있기 때문이다.

2) 유전자와 영양(Nutrigenomics)

2007년에 Environmental Health Perspectives에 "유전자와 영양(Nutrigenomics: the genome—food interface)"논문이 보고 되었다. 이것을 설명하려면 먼저 언급할 내용 중 하나가 바로 인간 게놈 프로젝트이다.

인류가 수행한 가장 큰 프로젝트는 2003년에 완료되었고 그 당시 유전자 관련 주제는 뉴스 미디어와 학술 대회에서 이슈화되었고 자주 다루어지기도 했다.

주요 요점은 두 가지이다.

첫째, 음식의 효과와 용도는 사람마다 다르다는 것이다. 이는 매우 중요한 팩트고 앞으로 건강을 다루는 모든 분야에서 더욱 더 핵심이 되고 주목받을 분야가 될 것이다. 지금은 흔하지만 당시에는 개인화라는 개념에서 매우 새로운 개념으로 저자도 매료 되었던 주제였다.

예를 들어 어떤 사람들은 홍삼에 아주 잘 반응하여 효과를 본다. 그러나 어떤 사람들은 효과를 보지 못하기도 한다. 또 어떤 사람들은 특정 영양소가 필요해서 효과를 보지만 어떤 사람들은 그렇지 않다. 우리가 이러한 차이에도 불구하고 무의식적으로 모든 사람에게 동일한 영양소를 제공하고 있다는 것을 깨닫는 것은 그 시대에는 말할 것도 없이 필자에게도 매우 흥미로운 이야기였다.

유전자와 영양의 관계에 대한 연구는 영양유전체학(Nutri-genomics)이라는 분야로 지금도 계속해서 발전하고 더욱 더 입증되어 가고 있다. 이 분야의 주요 근원 연구는 바로 후성유전학적 연구이다.

후성 유전학이라고 하면 왠지 어렵게 느껴질 수 있다. 이것을 쉽게 표현해 보자면 우리 몸의 유전자가 어떻게 작동하는지를 연구하는 분야이다.

우리의 DNA는 변하지 않지만, 우리가 먹는 음식이나 생활 방식에 따라 유전자가 '켜지거나 꺼질' 수 있다는 것이다. 이것은 마치 책의 내용은 그대로지만, 어떤 페이지를 내가 읽을지 선택하는 것과 비슷하다고 할 수 있다.

예를 들어 건강한 음식을 먹고 운동을 하면 좋은 유전자들이 더 활발하게 일할 수 있게 되는 것이다.

이런 변화는 때로는 부모님으로부터, 또한 자녀에게 전해질 수도 있다. 그래서 우리의 생활 습관이 우리 자신뿐만 아니라 미래 세대에게도 영향을 줄 수 있다는 것이 "후성유전학"이다.

좀 더 전문적으로 설명하면 후성유전학은 DNA 서열 변화 없이 '유전자 발현이 조절'되는 메커니즘을 연구하는것이다. 식이요인이 후성유전학적 변화를 일으킬 수 있다는 많은 연구들의 결과를 얻었다.

한 연구에서는 2주간의 전통 한식 식단이 비만과 고혈압 관련 '유전자의 메틸화 패턴'을 변화시켰다는 것을 보아도 후성적으로 유전자를 좋은 쪽은 스위치를 켜고, 나쁜 유전자는 스위치를 끌 수가 있다는 것이다.

유전자 메틸화 패턴은 DNA의 특정 부위에 메틸기(CH_3)가 붙는 후성유전학적 현상이다. 주로 유전자 발현을 조절하는 중요한 메커니즘이다.

메틸화는 유전자의 활성을 억제하는 역할을 한다. 정상적인 세포 분화 과정에서 일어나지만, 비정상적인 메틸화는 암 발생과 연관될 수 있다. 특히 암 억제 유전자의 비활성화에 큰 영향을 미치는데 환경과 식습관이 DNA 메틸화에 영향을 준다는 것이다. 이는 식습관이 유전자 발현에 영향을 미칠 수 있음을 보여준 것이다.

DNA는 세포 핵 안에 있는 정보의 총합이다. 염색체 안에는 많은 유전자가 있다. 그리고 유전자는 염기로 구성되어 있다. 유전자는 하나의 단위이므로 책으로 말하자면 책 속의 문장으로 간주할 수 있다.

염기의 작은 차이가 질병과 같은 특성을 일으키는 것이다. 질병이 아니더라도 알코올 내성, 같은 고지혈증 약을 먹을 때의 약물 내성 등도 마찬가지이다. 나쁜 것에 국한되지 않고 이와 같은 모든 것이 개인 정보를 결정하게 되는 것이다.

유전자는 완전한 우리몸의 지도이며 데이터 덩어리이다. 이것이 후성유전적 변화나 다른 세포 내 신호에 따라서 바뀔 수 있다는 것에 주목해야 한다. 예를 들어 우리 삶 자체가 암세포를 만드는 과정을 살아가고 있다.

모든 사람이 암에 걸리지 않는 이유는 암을 억제하는 유전자가 활성화돼 있기 때문이다. 이를 종양 억제 유전자라고 하고 암을 억제하는 유전자가 활성화돼서 잘 켜졌기 때문에 암에 걸리지 않는 것이다. 메틸화라는 과정은 스위치에 껌이 붙어 있을 때 딱딱해지는 것과 같고 암을 억제해야 하지만 억제하는 유전자가 작동하지 않아서 암이 발생하는 것이 핵심 메커니즘이라고 할 수 있다.

우리가 억제 유전자의 스위치를 제대로 켜지 않으면 암의 위험이 훨씬 더 높아지는 것이다. 이 유전적 스위치로 좋은 유전자를 켜고 나쁜 유전자를 꺼야 하는 것이다. 많은 경우 여러 유전자가 동시에 작동하고 동시에 작동하는 유전자인데도 잘 켜지고 꺼진다. 매우 복잡한 구조이다. 여기서 우리가 알아야할 중요한 핵심은 스위치와 공통적으로 작동하는 가장 중요한 것이 음식이라는 것이다. 이것이 바로 암을 치유하는데 이해해야 할 매우 중요한 요점이 되는 것이다.

2005년 뉴스위크지에 "좋은 음식은 유전자 발현을 바꾼다" 그러니까 "음식은 DNA를 바꾼다"는 기사가 게재 되어 초유의 관심을 받았던 적이 있었다. 사실 정확히 말하면 음식이 유전자를 바꾸지는 않는다. 그러나 '유전자의 활동을 바꾼다'라는 것을 확실히 인지하고 있어야만 하고 이것은 암을 회복하고 건강해지는데 아주 중요한 핵심이다. 바로 유전자 발현을 바꾸어 주는 역할에서 음식이 중요한 역할을 한다는 것이다.

그렇다고 음식이 유일한 것은 아니다. 심리적 안정이나 스트레스도 질병의 원인으로 유전자 발현에 관여하고 일부 독성 물질, 환경에 있는 나쁜 물질도 있다. 특히 식습관이 유전자의 활동을 조절하고 영향을 줄 수 있다는 증거들을 몇가지 들자면 특정 식품들이 유전자의 활동을 증가시키거나 억제할 수 있다고 이미 밝혀져 있는 것들도 있다. 예를 들어, 항산화 작용을 하는 음식은 노화를 촉진하는 유전자의 활동을 줄일 수 있다는 것은 사실이고 환경과 식습관이 DNA 메틸화와 같은 후성유전학적 변화에 영향을 줄 수 있으며, 이는 유전자 발현에 영향을 미치게 되는 것이다.

3) 후성유전학을 입증시킨 3가지 예

음식이 삶을 바꾸는 극적인 예를 세 가지 들자면,

첫번째가 꿀벌에 대한 이야기이다. 꿀벌은 일벌과 여왕벌이 있다. 그리고 일벌에는 수컷과 암컷이 있다. 그러니까 여왕벌과 아주 일부 수컷을 뺀 꿀벌은 같은 암컷 벌이지만 여왕벌과 엄청난 차이가 있다. 여왕벌은 약 3~5년을 살면서 하루에 평균 2,000개의 알을 낳는다. 꿀벌은 6주에서 8주까지 밖에 짧게 살고 알을 낳을 수도 없다.

여왕벌과 다른 꿀벌들의 삶과 모습은 전혀 다르지만 사실 본질적인 것의 출발과 유전자 차이는 없다는 것이다. 다만 먹이가 다를 뿐이라는 사실이다. 여왕벌에게 주어지는 음식은 로얄젤리가 오직 유일한 음식이다. 여왕벌은 로얄젤리만 먹고 나머지 꿀벌 모두는 일반적인 꽃가루를 먹는다는 먹거리만 다르다는 사실에서 결과는 어마어마한 차이를 만들어 낸다는 것이다.

여기에서 먹거리 즉, 음식이 유전자를 바꾼다는 중요한 사실을 알아낸 것이다. 이 특별한 먹이가 여왕벌이 꿀벌의 번식을 위한 체내 유전자를 활성화한다는 사실이다. 그래서 왕성한 번식을 하고 꿀벌의 개체를 조절하는 능력을 갖게 된다는 것이다.

그러나 인간이 로얄젤리를 먹는다고 해서 여왕벌이 되는 건 아니다. 유전학을 연구하는 전문가들이 유전자를 분석해 보니 유전자가 같을지라도 메틸화가 다르다는 것을 발견했다. 먹거리에 따라 유전자 메틸화를 어떻게 하느냐가 비밀의 차이라는 것이다.

두 번째 예는 임신 중 엄마의 활동이 태아에게 큰 영향을 미친다는 것이다. 임신 중 엄마의 활동은 태아의 DNA에 영향을 미치는데 특히 메틸화에 영향을 미치게 된다.

아구티 쥐 실험이라고 유명한 연구실험 보고가 있다. 아구티는 어둡다는 뜻이고 건강한 쥐는 보통 검은색이다. 건강하고 검은색인 쥐를 임신하게 하고 임신한 쥐를 골라 세 그룹으로 나누고 각 그룹에 다른 음식을 먹이는 실험이다. 한 그룹은 일반 음식을 먹고, 다른 그룹은 엽산과 비타민 B가 심하게 부족한 음식을 먹이는 실험을 했다. 그리고 다른 또 한그룹은 고기나 야채와 같이 평균 비율의 약 3배 더 많은 엽산과 비타민 B를 먹인다.

결과를 보면 다른 그룹보다 3배 더 많은 그룹에서 임신했던 쥐에서 태어난 쥐는 태어날 때 부터 털색이 다르다는 것이다. 더 많은 엽산이나 비타민B 등 충분한 영양을 섭취한 쥐들은 태어날 때 털이 더 어둡게 정상적으로 태어난다. 그리고 그들은 더 건강하기도 하다. 엽산을 섭취하지 못한 쥐들은 태어날 때 털이 노랗다. 이 실험에서 이 털이 노란 쥐를 실험에 사용한다.

쥐의 색깔은 그들의 상태를 말해 주었다. 노란색 쥐는 당뇨병, 암에 더 걸리고 일찍 죽는다. 또한 자손에게도 심각한 유전적 영향을 준다는 것이다. 그래서 자손의 건강은 어머니가 임신 중에 무엇을 먹었는지에 따라 달라지는데, 이것이 후생유전학의 주요 예 중 다른 하나이다. 이것은 영양소가 유전자 메틸화와 관련이 있다고 보고했다.

세 번째는 1945년 네덜란드 대기근(2차 세계대전 종식 1944~1945)이라고 하는 예인데 네덜란드는 2차 세계대전 이후 식량 공급이 차단되어 22,000명이 사망하거나 빈곤에 시달렸고 이 기근은 건강에 장기적인 영향을 미쳤으며, 유전학 연구의 유명한 사례이다.

그보다 6개월 전인 겨울에 나치 독일은 이미 수많은 전쟁을 치르고 있었고 네덜란드를 공격할 군대가 없었다. 그래서 그들은 수도인 암스테르담 안으로 들어가기로 결정했고 수도를 봉쇄하고 고립시켰다. 그들은 모든 물의 공급원을 봉쇄했고 수백만 명의 사람들이 그곳에 살고 있었지만 6개월 동안 도시를 고립시킴으로써 통제를 가했다.

역사 기록에 따르면 수십만 명의 사람들이 굶주렸고 이 사건으로 인해 2만여 명이 굶어 죽었다. 그 시대를 "네덜란드 굶주림"이라고 칭한다. 네덜란드의 인위적인 큰 기근이였고 도시에는 먹을 게 없어서 사람들에게 비참한 일들이 수없이 일어났다.

그로 인해 인간들은 원치 않는 대규모 실험을 받게 되었다. 그로부터 50년, 70년이 지난 지금 그들의 흔적을 연구하고 있는데 한가지 예로 그 당시 임신했던 사람들, 임신 초기와 후기에 임신했던 사람들을 추적해서 데이터를 모으고 그 다음 세대에서 3세대까지 그들의 유전자와 다른 부분들도 분석을 했다.

6개월 동안 극심한 기아를 겪은 사람들 기록에 따르면 그들은 하루에 500kcal 이하를 먹었고 어떤 계층은 전혀 음식을 구할 수 없기도 했다. 또한 그들이 먹는 것의 종류도 매우 제한적이었다. 심각한 영양 결핍에 시달렸고 그리고 끔찍한 일이 일어났다. 하지만 놀랍게도 임신 말기에 가까웠던 사람들은 잘 살아 남았다. 임신 초기에 있었던 사람들은 대부분 그들의 자녀들이 태어난 후에 심각한 병을 앓는다는 것도 알게 되었다. 또한 임신 중에 얼마나 즉흥적으로 심각한 환경이 발생하는지에 따라 또 다른 결과가 나왔다. 이런 부분들은 영양사들에게 관심과 주의를 기울여 연구하는 부분이 되었다.

요즘은 임산부들이 외모 때문에 음식의 양을 조절하는데 이런 것들이 나중에 태아의 건강 요인이 될 수 있다는 것을 심각하게 생각하고 알아야 한다.

음식 뿐 아니라 임산부의 스트레스 수준과 관련된 여러 연구도 있다. 아기가 작은 크기로 태어났을 때 우리는 그것을 저체중이라고 말한다. 아기가 체중이 작게 태어났을수록 당뇨병이나 암에 걸릴 확률이 높아진다고 밝혀지고 있다. 이것은 우리에게 임신 중 영양이 얼마나 중요한지를 알려주는 사례이다. 그리고 그것은 유전학으로 설명되고 있다.

지금 임신하지 않은 사람들 중에도 많은 젊은 여성들이 다이어트를 하고 있고, 일부는 건강한 방식으로 다이어트를 하지만 극단적인 다이어트를 하는 사람들도 있다. 지금은 임신하지 않아서 괜찮아 보일 수 있지만, 미래에 영향을 미칠 수 있다는 것이다. 아기가 태어날 때 적절한 체중을 유지하는 것, 임산부가 적절한 영양섭취를 하였는지가 중요해 진다는 사실들이다.

이렇듯 최근 연구들은 개인 맞춤형 식단이 암 치료와 예방에 있어 중요한 역할을 한다는 것을 입증하고 있다. 같은 병이라 해도 환자들마다 식습관이 다르고 소화흡수 능력과 간기능이 달라서 같은 섭취량에 대하여 효과가 달리 나타나며 회복과정도 다르게 나타난다. 정규적으로 하는 혈액검사에서 질병과 관련된 여러 수치들도 중간 중간 분석하여 식단에 반영해 주면서 진행해 나가야 하는 것이다. 매일 섭취하는 음식들이 어느 정도 흡수되고 있는지의 상태도 알아야 하고, 항암 과정에서 증세의 새로운 변화들을 모니터하여 식단이나 섭취량을 재조정하며 매일, 또는 매주 모니터하면서 식단에 반영해 주어야 한다.

의학에서 아마도 가장 중요한 단어는 '증거 기반 의학'이라고 할 것이다. 증거 기반 의학. 그리고 통계의 중요성을 익히 잘 알고 있다. 하지만 환자가 약을 먹었는데도 효과가 없다고 말할 때 의사는 "FDA에서 입증된 약이고 연구에서 그 약을 처방해서 먹으면 효과가 나타난다고 하는데 일부 환자에게서는 효과가 나타나지 않는 것은 무슨 뜻이지?"라고 의문을 가질수도 있을 것이다. 이러한 것이 통계적 검증이 가진 한계일 수도 있다. 이러한 출발이 앞으로 개인화 맞춤 의학의 시작이자 더욱 관심사가 될 것이라고 생각한다.

"LDL 수치가 170이 넘었으니 이제 약을 드셔야 합니다. 이건 통계에 근거한 거예요."
이런 말과 함께 약을 처방 받게 되지만 효과가 전혀 나지 않는 사람도 있다는 것이다.
이에 반해 근래 하버드 대학의 연구 방향에서 영양과 예방의학에 대한 연구보고가 많다는 것을 알 수 있다. 하버드 대학교의 연구에 따르면, 특정 영양소가 암세포의 성장을 억제하는 데 중요한 역할을 한다는것이다. 이 연구는 개인의 유전자와 생활 습관에 맞춘 식단이 암 예방과 치료에 효과적이라는 것을 보여준다.

또 다른 연구에서는 항산화 물질이 풍부한 식단이 암 발생 위험을 크게 줄일 수 있다는 결과도 나왔다. 이 연구는 다양한 항산화 식품이 체내 염증을 줄이고 면역력을 강화하여 암세포의 성장을 억제하는 효과가 있음을 입증하고 있다.

4) 과학적 근거를 바탕으로 한 식단 구성

과학적 연구를 바탕으로 한 개인 맞춤형 식단은 각 개인의 유전자, 생활 습관, 건강 상태, 검진결과 등을 고려하여 설계된다. 예를 들어 특정 유전자 변이를 가진 사람들은 특정 영양소의 섭취가 암 예방에 특히 중요할 수 있다. 이러한 정보를 바탕으로 개인 맞춤형 식단을 구성하면 보다 효과적인 암 예방과 치료가 더 정밀하게 가능해 진다.

또한 과학적 근거를 바탕으로 한 식단은 지속 가능한 방식으로 설계된다. 이는 단순히 특정 음식을 특정 기간에만 먹는 것이 아니라, 장기적으로 건강한 식습관을 유지할 수 있도록 돕고 암체질에서 완전히 벗어나는 것을 목표로 한다. 쉽게 표현하자면 고기잡는 방법 자체를 전수해 주어 스스로 강건해 지는 방법을 체득해 가게 하는 것이다.

6

항암식단의 효능

1) 개인 맞춤형 식단

　전이와 재발 방지를 위한 항암관리를 제대로 하고자 하는 강한 의지를 가진분들 중에는 일반적인 식단과는 다른 비밀을 가지고 있다. 그 비밀 중 하나는 바로 개인 맞춤형 식단으로 자신을 관리하고 그리고 철저한 실행을 해서 아예 몸 자체를 바꾸어 내는 것 이다.

　이들은 자신의 몸 상태와 건강 목표에 맞춰 세심하게 계획된 식단을 통해 최적의 영양 상태를 유지한다. 그들은 단순히 건강에 좋은 음식을 섭취하는 것을 넘어서 각종 슈퍼푸드와 항암 식품을 적절히 조합하여 섭취하므로서 최상의 컨디션을 유지한다.

　이들의 비밀 중 또 다른 중요한 요소는 정기적인 병원검사와 주기적 건강 체크를 하여 이를 바탕으로 한 식단을 조정해 나가는 것이다. 체내 영양 상태, 면역력, 염증 수치 등을 지속적으로 모니터링하고, 이에 맞춰 그때그때 식단을 세밀하게 조정한다. 이는 단순히 식사를 하는 것이 아니라, 몸의 상태를 정확히 이해하고 이에 맞춘 영양 공급을 의미한다.

2) 암을 극복하는 사람들이 추천하는 식단

암 관리자들이 추천하는 식단에는 몇 가지 공통점이 있다.

첫째, 항산화 물질이 풍부한 식품을 중심으로 식단이 구성된다. 항산화 물질은 체내 활성산소를 제거하고 세포 손상을 방지하는 역할을 한다. 대표적인 항산화 식품으로는 베리류, 녹차, 견과류 등이 있다.

둘째, 항염증 효과가 있는 식품을 포함한다. 염증은 암의 발병과 진행에 중요한 역할을 하기 때문에, 항염증 식품의 섭취는 매우 중요하다. 예를 들어, 생강, 강황, 마늘, 올리브 오일 등이 항염증 효과가 뛰어난 식품으로 알려져 있다.

셋째, 충분한 단백질 섭취를 강조한다. 단백질은 체내 면역 세포의 주요 구성 요소로, 면역력을 유지하고 강화하는 데 필수적이다. 이들의 식단에는 양질의 단백질이 포함된 음식들이 많다. 그러나 단백질은 자신의 몸무게에 비례하여 약간만 필요하다는 것을 알아야 하며 그러나 매일 필요한 영양소이기에 이에 대한 올바른 지식을 겸비하고 관리해 주어야하는 영양소이기도 하다. 또한 종류와 조리법에 따라 해가 될 수도 있고 도움이 될 수도 있다는 것을 인지하여야 한다. 추천할 수 있는 단백질로는 예를 들어, 닭고기, 생선, 두부, 콩류 등이 있다.

넷째, 생명력이 풍부한 식재료 선택이 중요하고 방법을 배워야 한다.

다섯째, 질병별로 추천되는 입증된 식재료에 대해 알고 자신에게 딱 맞는 식단을 실천하는 것이 중요하다.

여섯째, 자신에게 맞는 식단과 레시피로 자신이 스스로 만들 줄도 알며 관해 판정을 받아낼 수 있는 5년 관리법을 알고 있어야 한다.

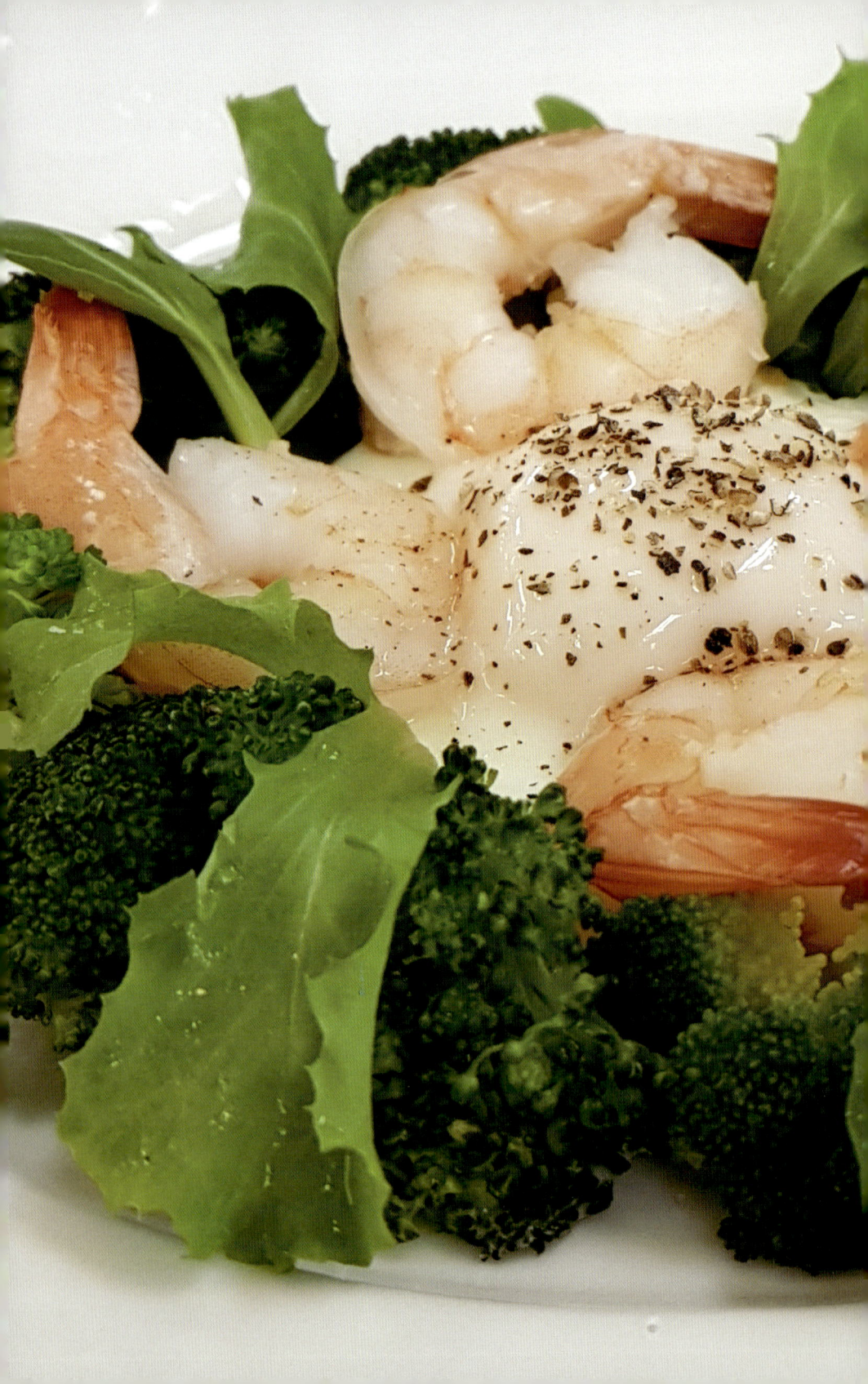

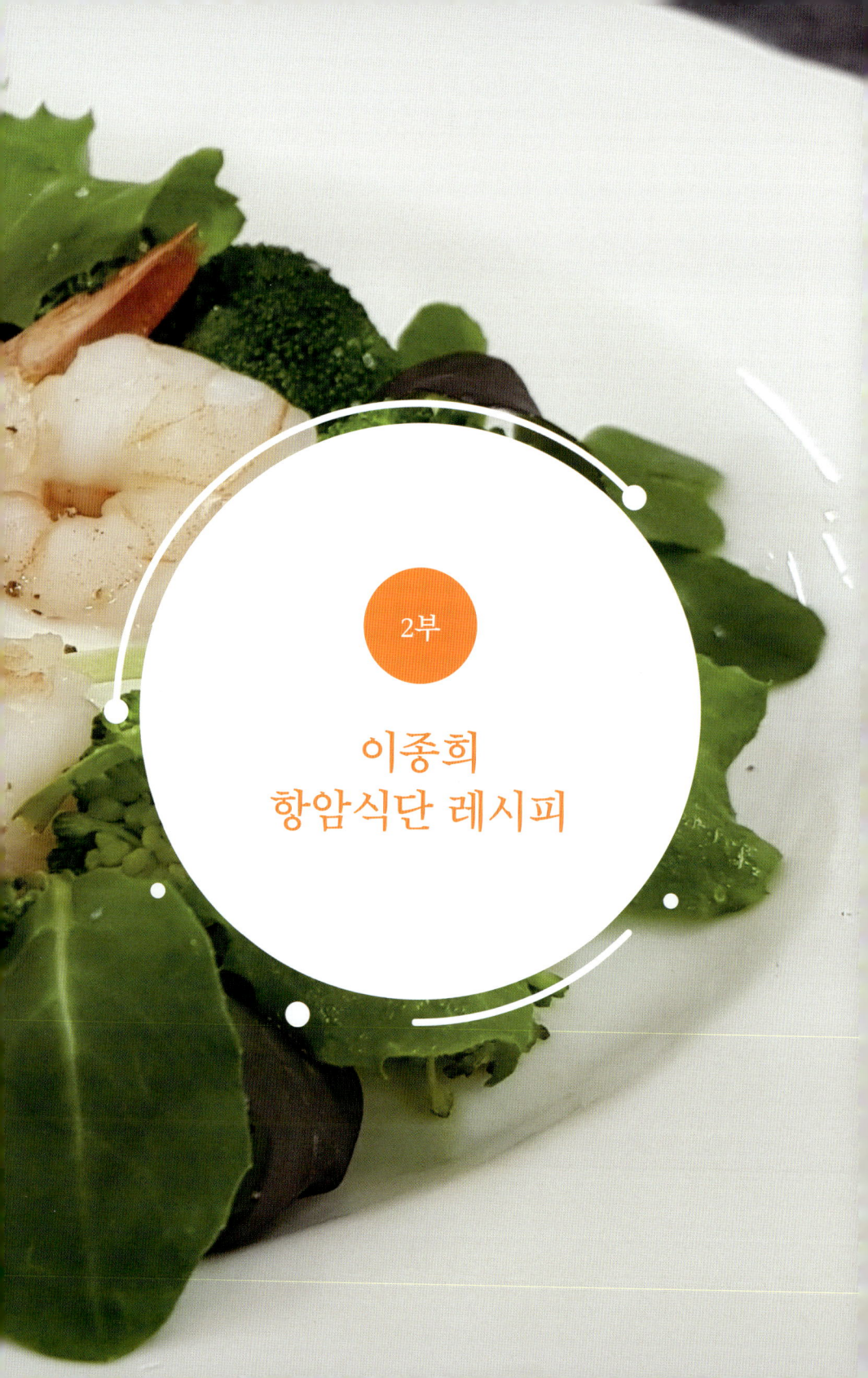

2부

이종희
항암식단 레시피

1
암환자 요리는 더 맛있어야 한다

암환자는 항암화학치료나 방사선 치료, 심리적 스트레스로 식욕 부진이나 미각 변화 등이 나타나기때문에 식사에 어려움을 겪을 수 있다. 따라서 음식의 맛을 높여 맛있게 먹으면서도 인체내 자체 항암 능력을 키워내는 것이 중요하다. 맛있고 항암 능력이 있는 음식을 통해 식욕을 자극하고 영양을 균형있게 섭취하는 것이 치료 과정에서 도움과 큰 힘이 되어줄 것이다.

항암 식단에서도 훌륭한 맛을 내는 요리법이 있다. 예를 들어 신선한 허브와 향신료를 사용하면 음식을 더욱 풍부한 맛으로 만들어내고 맛을 즐길 수 있다. 또한 다양한 요리 방법을 통해 식사의 다양성을 높이는 것도 중요하다. 신선한 재료를 이용해 다양한 조리법을 활용하면 한 가지 재료로도 여러 가지 맛과 효능을 낼 수 있다.

환자가 좋아하는 음식을 찾아내는 것도 중요하다. 첨가물이 없는 생명이 살아있는 식재료로도 얼마든지 음식의 모양과 색깔을 다양하게 하여 식욕을 자극할 수 있다. 예를 들어 색깔이 다양한 채소를 사용한 샐러드에 주식을 곁드린 멋진 음식들은 시각적으로도 식욕을 돋울 수 있다.

2
항암부작용 방지식단

1) 구토와 구역 완화 방법

(1) 생강 섭취

방법 : 생강은 항구토 및 소화기능 촉진 효과가 있어, 생강차로 만들어 마시거나 음식에 갈아 넣어 섭취할 수 있다. 생강차를 만들 때는 신선한 생강 조각을 뜨거운 물에 넣고 10분간 우려내면 된다.

효과 : 구역감과 메스꺼움을 완화하고, 소화 촉진에 도움을 준다.
그러나 항암제가 빨리 분열하는 세포를 공격하는 항암제라면 생강이 속이 쓰리고 아플 수 있다. 이럴때는 위장관 세포 수리를 해주는 음식으로 부드럽게 먼저 치료를 한 이후에 생강을 이용하는 것이 좋다.

(2). 레몬 물 마시기

방법 : 신선한 레몬즙을 물에 넣어 레몬 물로 섭취한다. 신맛이 구역감을 줄여주며, 특히 항암 치료 중에 메스꺼움을 느낄 때 효과적이다. 하루 종일 조금씩 마시는 것이 좋다.

효과 : 신맛이 구토를 완화하는 데 도움이 되며 항암제로 시달린 간을 도와주고 레몬의 비타민 C는 면역력을 증진시킨다.

(3) 소량의 자주 먹기

방법 : 한 번에 많은 양의 음식을 섭취하는 것보다는 소량의 음식을 자주 먹는 방식으로 식사를 조절한다. 3회 식사보다는 5~6회 이상으로 조금씩 나누어 먹는다. 음식은 기름지지 않고 소화가 잘 되는 것을 선택한다.

효과 : 위장을 과도하게 자극하지 않아 구역감을 줄이고, 체력 유지에 도움이 된다.

(4) 차갑게 먹어보기

방법 : 속이 울렁거릴 때에는 차가운 것이 도움이 될 수 있다. 특히 구토를 유발하는 경우 속을 진정시키는 효과가 있다. 차갑게 조금씩 천천히 마시는 것이 좋다.

(5) 민트 차 마시기

방법 : 페퍼민트나 스피아민트를 차로 만들어 마시면 좋다. 신선한 민트를 물에 넣고 5~10분 동안 끓인 후 마시면 된다.

효과 : 페퍼민트는 위장을 진정시키고 소화기 기능을 돕기 때문에 메스꺼움과 구역감을 줄이는 데 효과적이다.

(6) 따뜻한 죽 섭취

방법 : 소화가 잘 되는 따뜻한 죽(쌀죽이나 오트밀)을 소량씩 자주 섭취한다. 위에 부담을 덜 주고 소화가 잘 되는 음식으로, 구역감을 줄이는 데 도움을 줄 수 있다.

효과 : 소화에 부담을 줄이면서 영양을 섭취할 수 있어 항암 치료 중 구토 증상 완화에 유익하다.

(7) 카모마일 차

방법 : 카모마일 꽃을 물에 넣고 끓여 차로 마신다. 카모마일 차는 진정 효과가 뛰어나므로, 스트레스로 인한 구역감을 완화하는 데 매우 유용하다.

효과 : 카모마일은 신경을 안정시키고, 구역 및 구토 증상을 완화해준다.

(8) 바나나 섭취

방법 : 잘 익은 바나나는 소화가 잘 되고 위장에 자극을 주지 않는 과일로, 항암 치료 중 섭취하기에 좋은 식품이다. 식사를 못해서 기운이 떨어질 때, 또는 배고플 때 가볍게 먹거나 간식으로 활용할 수 있다. 그러나 많이 먹는 것은 좋지 않다. 스윗 스팟이 생긴 잘 익은 바나나로 반개에서 1개 정도가 좋다.

효과 : 바나나는 소화가 쉽고 구역감을 완화하는 데 도움이 되며, 에너지 공급도 한다.

(9) 적당한 휴식 및 심호흡

방법 : 구역이나 구토 증상이 심할 때는 잠시 앉거나 누워서 휴식을 취하는 것이 좋다. 편안하게 심호흡을 하며 긴장을 푸는 것도 구토 증상을 줄이는 데 도움이 된다. 코로 깊이 들이마시고, 입으로 천천히 내쉬는 방법을 10회 반복한다.

효과 : 구역감이 스트레스로 인해 더 악화될 수 있으므로, 심호흡과 휴식은 이를 완화하는 데 효과적이다.

(10) 상쾌한 공기 마시기

방법 : 실내 공기가 탁할 때 구역감을 더 느낄 수 있기 때문에 창문을 열어 신선한 공기를 마시거나 가능하다면 나무가 많은 숲에 가는 것이 좋다. 잠시 산책을 하는 것도 좋은 방법이다.

효과: 신선한 공기는 메스꺼움을 줄이고, 특히 가벼운 산책은 위장을 안정시키는 데 도움이 된다.

이처럼 생활 속에서 실천할 수 있는 음식과 요법들은 구역과 구토 증상을 완화하는 데 효과적이다. 자연적인 방법을 사용하면서도 체력을 유지하고, 스트레스를 줄이는 것이 중요한 만큼 일상에서 이러한 요법들을 꾸준히 적용해보는 것이 좋다.

(11) 진정 작용을 하는 L-테아닌

L-테아닌은 신경계를 진정시키고 스트레스를 줄이며, 구역과 구토를 유발하는 자극을 감소시킨다. 테아닌 함유량이 높은 음식은 녹차, 홍차, 반발효차, 버섯류이다.

2) 부작용 예방을 위한 식단 원칙

항암 치료는 다양한 부작용을 동반할 수 있다. 이럴 때 식단을 통해 얼마든지 예방하거나 완화하여 이 시기를 잘 넘길 수 있다. 대표적인 부작용으로는 식욕부진, 구토, 설사, 입맛과 냄새의 변화, 변비, 설사, 피로, 면역력 저하 등이 있다. 이를 예방하기 위해서는 균형 잡힌 맛있는 항암식단과 적절한 수분 섭취가 필수적으로 도움이 된다.

첫째, 항암시는 충분한 수분 섭취가 중요하다. 물은 체내 독소를 배출하고, 신진대사를 원활하게 하는 역할을 한다. 하루에 최소 8잔의 물을 마시는 것이 좋다. 또한 부작용을 줄이고 항암제 내성을 줄여 줄 수 있는 수분을 음식으로 보충하면 더욱 좋은데 부작용을 확연히 줄여주는 수프, 주스, 허브차 등을 활용할 수 있다.

둘째, 소화가 잘 되는 음식을 선택하는 것이 중요하다. 항암 치료제 중에는 위장관을 공격하여 소화기계 세포를 민감하게 하는 것들이 있어 위가 불편하고 울렁거리기도 하고 냄새에 민감해지기도 하고 오심과 구역이 발생될 수도 있어 대부분의 환자들이 힘들어한다.

때문에 소화가 어려운 음식을 피하고 소화가 잘 되는 부드러운 음식 위주로 하면서도 체중이나 체지방을 체크하면서 체력이 떨어지지 않는 식단을 구성해야 한다. 소화와 위장에 문제가 있는 분들은 부드러운 식사나 스무디, 오트밀, 마, 연근 등을 이용해 맛있고 효과적인 방법으로 이용하면 좋다.

셋째, 항염증 식품을 섭취하는 것이 도움이 된다. 항염증 식품은 체내 염증을 줄이고 면역 체계를 강화하는 데 도움을 준다. 대표적인 항염증 식품으로는 녹색채소, 생강, 강황, 마늘, 양파, 비트, 녹차 등이 있다.

3) 항암 부작용 완화 방법

암 치료를 하게 되면 암 종류별, 항암제 종류별로 여러 부작용을 겪게 된다. 항암치료를 받는 동안 독성 항암제를 투여받으면, 독성 항암제의 종류에 따라 부작용이 다르게 나타날 수 있는데, 이를 완화하기 위한 방법을 유방암 환자들이 받고 있는 항암제 별로 예로 들어서 설명해 보겠다.

유방암에서는 대표적인 항암제 4가지(독소루비신, 사이클로포스파마이드, 파클리탁셀, 그리고 카페시타빈)가 있다. 이에 따른 부작용과 각각의 증상완화는 다음과 같은 방법을 실천하면 도움된다.

(1) 독소루비신 (Doxorubicin)

- **주요 부작용** : 심장독성, 탈모, 메스꺼움과 오심, 구토, 피로감, 면역억제

- **레몬밤 차** : 소화불량과 구토를 완화하는 데 도움이 되는 허브로, 특히 독소루비신의 소화계 부작용을 감소시킨다.

- **진저(생강) 차** : 메스꺼움과 오심, 구토 증상 완화에 효과적이며 소화기 건강을 촉진한다.

- **심호흡 운동** : 심장 부담을 줄이고 스트레스를 감소시키는 데 효

과적이며, 심장독성 위험을 줄이는 데 도움을 줄 수 있다.

• **허브** : 면역력을 증진시키는 허브는 항암제 사용 후 면역 기능을 보강할 수 있다.

• **명상 및 요가** : 스트레스를 줄이고, 항암 치료로 인한 피로와 불안증을 완화하는 데 효과적이다.

• **카레** : 강황이 흡수가 잘 되도록 만들어지고 항암효과가 있는 식재료와 아슈아간다를 넣어 만들어진 카레음식이 도움이 된다. 강황은 강력한 항산화제로 심장 건강을 보호하고 항염 효과를 제공해 주며 아슈와간다는 면역시스템을 강화하고, 피로 및 스트레스를 줄이는 데 도움을 준다.

• **아로마오일** : 라벤더와 페퍼민트 오일은 메스꺼움과 구토를 줄이는 데 도움을 줄 수 있다. 심리적인 안정감을 제공하면서 피로를 완화한다.

• **CoQ10 보충제** : 심장독성 예방을 위한 필수 항산화제이다. 독소루비신이 심장 세포에 미치는 영향을 줄여준다.

• **글루타치온** : 글루타치온은 강력한 항산화제로, 항암 치료로 인한 세포 손상을 줄이고 면역 기능을 증진시킨다. 브로콜리와

케일, 양배추 등을 이용한 음식으로 먹는 것이 효과가 좋다. 보충제로는 흡수가 잘되지 않는 경향이 있다.

- **오메가3 지방산** : 염증을 줄이고 심장 건강을 보호하는 데 중요한 역할을 한다. 보조제보다 음식으로 섭취할 수 있게 하면 가장 좋다.

- **프로바이오틱스** : 면역 체계를 강화하고, 소화계 부작용을 완화하는 데 도움을 줄 수 있다.

- **비타민 C** : 신선한 채소 과일에는 천연 비타민 C가 풍부하고 양질의 영양소를 제공하여 부작용을 완화시켜 준다. 천연 비타민 C는 높은 항산화 효과로 체내의 독소를 제거하고, 전반적인 면역 기능을 강화한다.

- **비타민 E** : 심장과 신체 조직을 보호하는 데 효과적이다. 항산화 작용을 통해 독소루비신의 독성을 줄여준다.

- **마그네슘** : 견과류에는 마그네슘이 풍부하다. 마그네슘은 근육 경련과 피로를 줄이는 데 도움을 주며, 에너지 대사를 촉진해 준다.

- **비타민 D 보충제** : 면역력 강화와 뼈 건강을 보호하며, 항암 치

료로 인한 전반적인 체력 저하를 완화한다.

(2) 사이클로포스파마이드 (Cyclophosphamide)

- **주요 부작용** : 방광염, 면역 억제, 탈모, 구토 및 메스꺼움

- **크랜베리** : 방광 건강을 보호하고, 방광염 예방에 도움을 준다.

- **버섯류** : 버섯을 이용한 음식을 먹으면 도움이 된다. 이는 면역 기능을 강화하고, 방광 건강을 보호하는 데 도움을 준다.

- **레몬 생강차** : 소화 건강을 촉진하고, 메스꺼움 완화에 도움을 준다.

- **심신 이완 호흡법** : 스트레스 감소를 통해 면역력을 높여준다.

- **아로마 오일** : 유칼립투스 오일은 방광 염증 완화에 도움을 줄 수 있다.

- **식이 해독** : 체내에서 발생하는 독성 물질을 배출하는 데 도움을 준다.

- **비트 스무디** : 간 해독을 촉진하고 항암제 부작용을 줄이는 데 효과적이다.

- **글루타치온** : 글루타치온이 많이 들은 브로콜리와 케일, 양배추 등을 이용한 음식으로 방광과 간을 보호하게 한다.

- **비타민 C** : 신선한 채소 과일에는 천연 비타민 C가 풍부하다. 면역 시스템을 지원하며, 독소를 제거하는 데 중요한 역할을 한다.

- **비타민 E** : 방광 보호 및 면역력 강화를 위해 사용될 수 있다.

- **프로바이오틱스** : 소화 건강과 면역 기능을 증진시킨다.

- **비타민 D** : 면역 기능을 증진하고 전반적인 건강을 유지한다.

(3) 파클리탁셀 (Paclitaxel)

- **주요 부작용** : 말초 신경 손상, 관절통, 탈모, 백혈구 감소증.

- **녹황색 채소들** : 신경 건강을 촉진하고 신경통을 완화한다.

- **생강 차** : 항염 작용을 통해 관절통을 완화한다.
- **카모마일 차** : 신경 안정과 관절통 완화에 도움을 준다.

- **캐모마일 오일 마사지** : 관절과 신경 통증을 완화하는 데 도움을 준다.

- **명상과 심호흡** : 통증 관리를 위한 스트레스 감소 및 신경 회복 촉진에 좋다.

- **로즈마리 오일** : 신경 기능을 보호하고 신경 손상 회복을 돕는다.

- **페퍼민트 오일** : 통증 완화에 도움을 줄 수 있다.

- **비타민 B 복합체** : 음식으로 쉽게 섭취할 수 있는 영양소이다. 신경 손상을 줄이고 신경 회복을 촉진한다.

- **견과류의 마그네슘** : 근육 경련과 신경통을 완화한다.

- **글루타치온** : 십자화과 채소는 말초 신경 손상을 줄이고 면역 기능을 강화한다.

- **오메가3 지방산** : 신경 보호 및 염증 감소에 도움을 준다. 음식으로 섭취하는 것이 가장 바람직하다.
- **비타민 D** : 신경 보호 및 면역 강화에 중요한 역할을 한다.

- **프로바이오틱스** : 면역 기능을 강화하고 신경 손상을 줄이는 데 도움을 준다.

(4) 카페시타빈 (Capecitabine)

- **주요 부작용** : 손발 증후군, 설사, 구내염, 피로

- **알로에 베라 젤** : 손발 증후군으로 인한 피부 자극을 완화하는 데 도움을 준다.

- **국화차** : 소화기 문제와 염증을 줄여 설사 증상을 완화시킨다.

- **마시멜로 루트 차** : 구내염 완화에 효과적이다.

- **민트 오일** : 소화기 문제 완화 및 구내염 증상에 도움을 준다.

- **레몬밤 차** : 구내염과 구토 완화에 도움을 준다.

- **코코넛 오일** : 손발 증후군으로 인한 피부 자극 완화에 도움을 준다.

- **캐모마일차** : 구내염 완화와 피로 회복에 효과적이다.

- **심호흡 및 명상** : 피로를 완화하고 스트레스를 줄여주는 방법이다.

- **프로바이오틱스** : 소화기 건강을 촉진하고 설사 증상을 줄인다.

- **글루타민** : 구내염과 장 건강을 개선하는 데 도움을 준다.

- **비타민 B** : 피로를 줄이고 에너지를 촉진하는 데 도움을 준다.

- **락토페린** : 구내염을 예방하고 면역을 올려 준다.

- **글루타치온** : 브로콜리와 케일, 양배추 등을 이용한 음식으로 손발 증후군으로 인한 염증을 줄인다.

- **코엔자임 Q10** : 에너지 대사를 촉진하고 피로를 줄인다.

- **비타민 C** : 채소과일의 천연 비타민 C는 피부 건강을 보호하고 손발 증후군 증상을 완화한다.

- **오메가3 지방산** : 음식으로 섭취할 수 있는 아마씨유, 생들기름 등을 이용한다. 염증을 줄이고 손발 증후군으로 인한 통증을 줄이는 데 효과적이다.

- **비타민 D** : 면역력 강화와 에너지 회복에 도움을 준다.

각 항암제의 부작용에 따라 다양한 접근 방법이 적용될 수 있다. 환자 개개인의 상태와 필요에 맞춰 적절한 방법을 선택하고 전문가의 지도를 받는 것이 중요하다.

특히 항암요법 중 흔히 발생하는 구역과 구토는 매우 흔하게 나타나는 부작용 중 하나로, 환자의 삶의 질을 떨어뜨리고 회복에 악영향을 미친다. 이러한 증상을 완화하기 위한 다양한 방법이 있다. 그러나 개개인에 따라 방법과 효과가 다르게 나타날 수 있다.

4) 면역을 올려주는 레시피

(1) 면역을 올려주는 레시피

암세포는 모든 사람들이 살아가면서 하루 수 백에서 수 천여개가 인체 내에서 발생된다. 암종의 성격이나 암관련 유전자들의 돌연변이 성격에 따라 처음부터 빠르게 진행되는 경우도 있지만 대개는 시간이 흘러가면서 암 세포들이 분열하는 동안에 이들 유전자들에서 돌연변이가 추가되어 가면서 점점 악성으로 변해가게 된다.

한편, 인체에는 이러한 암세포들을 적발하여 공격하는 특정 백혈구(NK세포, T세포)들이 존재 하고 있다. 암세포는 이들 백혈구들의 공격을 받고 분해되거나 대개는 2mm이상으로 커질 수 없도록 견제되어 암 조직으로 혈관을 끌어들이기 전 상태로 머무를 수가 있다. 또한 주변의 건강한 조직세포들로부터 끊임없이 분열을 중지하도록 압력을 가하는 신호들을 받아서 암세포가 지속적으로 자신을 분열하여 암환자가 되는 것이 사실은 쉽지 않게 되어 있다.

그 외에도 인체는 암세포가 성장하는 것을 다양한 방법으로 막아주는 기능들이 존재하며 이를 통칭하여 '인체의 항암능력'이라 한다. 이러한 항암능력 덕분에 암세포가 인체 내에서 끊임없이 발생된다는 사실과 암환자가 되는 것과는 엄연히 다르다는 것이다.

그러나 이러한 팽팽하게 맞서는 수 년의 접전을 지속하는 과정에서 생활과 직업에서 겪는 다양한 형태의 정신적 고통이나 불안감, 두려움, 과로 등으로 인해 인체의 항암능력은 손상되기 쉽다. 그 결과 암세포들을 견제하는 기능이 약화되고 조직을 침윤하는 능력을 갖추거나 종양 내로 혈관을 끌어들일 수 있는 형태의 암세포로 변신되면 백혈구가 암세포를 모두 제거하고 견제하기에는 역부족이 되는 상황 역전 상태가 되고 만다.

현행 표준 치료법에서는 백혈구의 몇 가지 종류가 정상범위 안에 있는지에만 보게 된다. 하지만 각 백혈구의 종류마다 수치가 정상범위 내에 있다는 것과 이들의 면역반응이 정상적 기능을 수행하는 것과는 뚜렷하게 다른 것이다. 백혈구 수는 정상범위에 있어도 면역기능이 비정상이어서 류마티스 관절염, 다양한 사구체 신장염 같은 자가면역성질환들이 발생되고 암세포나 바이러스가 감염된 세포들을 백혈구가 발견하지 못하거나 공격력이 약화되어 암환자가 되고 간염같은 바이러스성 질환들이 발생되는 것이다.

악성종양내에 생성된 혈관들은 정상혈관보다 매우 부실하여 암세포가 혈관 내로 쉽게 들어가므로 시간이 흐를수록 혈관을 따라

이동되는 암세포는 많아지게 된다. 또한 혈액으로 전이되기 전에도 종양을 적시고 있는 림프액들을 따라 종양 주변의 림프절로 이동되어 림프절에 있는 림프구들에게 공격을 받아 대부분 죽기도 하지만 일부는 빠져나가서 정맥으로 흘러들어 가게 된다.

종양 크기가 0.5cm 이상만 되어도 이런 일이 충분히 일어난다는 사실이다. 이 때에는 혈액 내에 암세포들이 이미 순환되고 있다는 것도 알고 있어야 한다. 보통 암세포가 매우 공격적인 악성형태의 돌연변이 구조를 갖지 않는 한 혈관으로 흘러들어가는 암세포들은 이동 도중에 스스로 죽거나 백혈구의 공격으로 거의 모두 죽게 된다. 따라서 타 지역에 있는 모세혈관까지 이동되고 혈관에 착상되어 전이 암조직을 만들 가능성은 사실 매우 적다. 그러나 진행형 암인 경우에는 암전이를 시도하는 암세포 수가 훨씬 많아지고 착상능력이 더욱 좋아져서 타장기 암전이 활동이 높아지는 위험을 내재하고 있다.

문제는 타장기에서 암 전이가 진행되어도 영상검사에서 확신을 가지고 암 전이라고 진단하기 전에 이미 암 전이 활동이 진행되고 있다는 점이다. 심지어 수술 과정에서 조직병리 검사를 위해 얻어진 검체에서 림프절 전이나 혈관전이가 발견되지 않았다 해도 이것만으로 미세림프전이나 미세혈관전이가 없다고 확신을 할 수 없는 것도 현실이다.

결국 암 제거 수술 후에 조직병리검사를 통하여 림프관/혈관 전이가 없다는 소견이 나와도 또는 MRI나 고정밀 CT, PET 검사에서 암전이 활동이나 재발을 알리는 특이 변화가 보이지 않는다 해도 인체내에 잔류암세포들의 활동이 초기에는 매우 미비하여 실질적인 인체의 잔류암상태의 활동을 볼 수가 없는 경우가 대부분이라는 것이다.

이와 같은 이유로 재발율을 낮추기 위해 암수술을 하여도 시초단계의 초기암이 아니면 거의 대부분의 암 종에 대한 현행치료법에서는 항암약물치료나 방사선을 병행하게 되는 것이다. 그러나 현행치료법은 잔류암세포들을 최소한으로 줄이는 전략에만 초점을 두고 있는 것이며 그 과정에서 백혈구나 적혈구의 건강을 손상시키는 것은 어쩔 수 없는 것으로 받아들이고 있는 것이 사실이다.

예를 들어 백혈구가 지나치게 감소하거나 적혈구나 혈소판, 간, 신장기능이 나빠지면 잠시 항암치료를 중도에 연기하거나 때로는 중성구수를 늘리는 주사를 투여하여 백혈구 수치에만 초점을 맞추고 있을 것이다.

이러한 과정에서 스스로 면역력을 높이기 위해서는 영양가 높은 음식을 섭취하는 것이 중요하다. 면역력을 강화하는 대표적인 음식으로는 비타민 C가 풍부한 과일과 채소, 버섯류와 단백질이 풍부하고 소화가 잘되는 닭고기와 콩류 등이 있다.

간단한 면역 강화 레시피를 소개하면, 비타민 C가 풍부한 스무디를 만들어 마실 수 있다. 딸기, 블루베리, 아로니아, 시금치, 케일, 레몬 등을 블렌더에 넣고 갈아주면 된다. 이 스무디는 세포를 클렌징해주는 상큼한 맛과 함께 비타민 C를 충분히 공급해 준다.

(2) 간단한 항암요리 레시피

암 환자들을 위한 간단하고 맛있는 요리법을 몇 가지 소개한다.

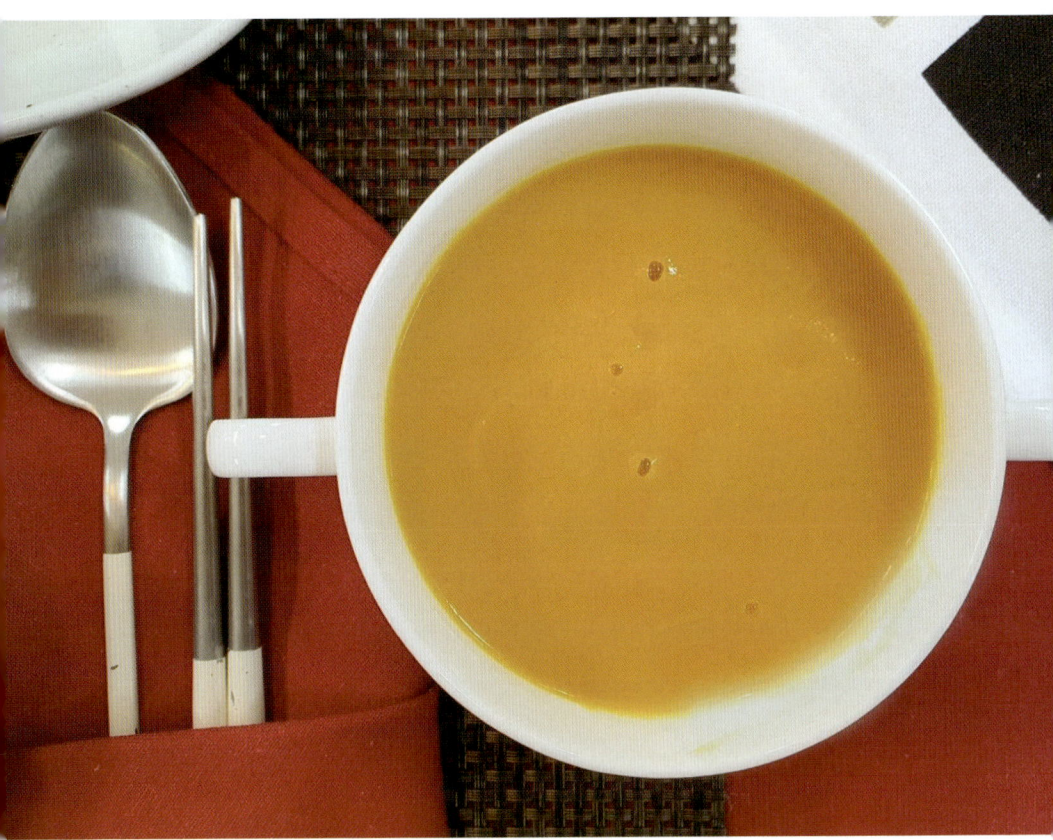

❶ 간과 혈관의 염증을 줄여주는 블루베리비트 스무디

재료

블루베리 1컵, 그린키위 1개, 비트 1/6개, 불린 아몬드 7알.

조리법

모든 재료를 블렌더에 넣고 곱게 갈아준다.

스무디를 컵에 담아 신선하게 마시면 된다. 이 스무디는 베타인과 항산화 물질이 풍부하여 간과 혈관을 맑게 정화해 주고 항암에 지친 간과 신장에 도움을 준다.

❷ 항염 효과가 있는 생강과 강황 스프

재료

생강 1인치, 강황 가루 1티스푼, 당근 2개, 셀러리 2줄기, 양파 1개, 표고버섯 우린물 4컵, 소금과 후추 약간

조리법

생강과 강황을 다져서 준비한다.

당근, 셀러리, 양파를 작은 크기로 썬다.

냄비에 모든 재료를 넣고 표고버섯 우린물을 부은 뒤, 중약 불에서 끓인다.

채소가 부드러워질 때까지 약 20분간 끓인다.

소금과 후추로 간을 맞추고 따뜻하게 먹는다. 이 스프는 항염 효과가 뛰어나며 소화도 잘 된다.

5) 운동과 식단의 상호보완성

(1) 운동과 식단은 상호 보완적

운동이 암을 예방할뿐만 아니라 재발과 전이를 억제해준다는 사실은 의학적으로도 이미 많은 논문등을 통해 발표 되기도 했다. 운동과 식단은 암 치료와 회복에 있어 상호 보완적인 역할을 한다. 올바른 식단은 신체에 필요한 영양소를 공급하여 암과 싸워 이길 수 있는 체력을 유지하고, 면역력을 강화한다. 운동은 근육을 강화하고, 혈액순환을 촉진하며, 체내 독소를 배출하는 데 도움을 주고 재발과 전이를 발생되지 않게 해 준다. 따라서 식단과 운동을 병행하는 것은 암 환자의 전반적인 건강을 향상시키는 데 매우 중요한 든든한 지지대가 된다.

운동은 신체의 염증을 줄이고 스트레스를 완화하는 데도 도움을 주고 숙면을 취하는 데도 도움을 준다. 또한 운동은 심혈관 건강을 증진시키고 치료 후 회복 속도를 높이는 데도 효과적이라는 것을 많은 연구들을 통해 알 수 있다. 실제 암을 극복한 환자들을 보면 적절한 운동으로 꾸준히 체력을 키워주면서 식단을 병행한 경우가 많다. 체력과 정신적인 건강 모두를 유지할 수 있는 것은 또한 항암관리에 중요한 요소이다.

(2) 운동과 식단을 병행하는 방법

운동과 식단을 효과적으로 병행하기 위해서는 몇 가지 원칙을 따르는 것이 좋다.

첫째, 자신의 체력과 질병 상태에 맞는 운동을 선택해야 한다. 암환자는 과도한 운동보다는 적당한 강도의 운동을 꾸준히 하는 것이 중요하다. 맨발걷기, 요가, 짧은 시간의 파워워킹, 가벼운 스트레칭, 허벅지와 엉덩이 근육 만들기 등의 운동이 추천되고 이것은 꾸준함에서 결과를 얻게 되는 것이기에 생활속에 루틴을 만들고 습관이 되고 나면 즐기게 되는 것이다.

둘째, 운동 전후로 적절한 영양 섭취가 필요하다. 운동 전에는 에너지를 공급할 수 있는 약간의 간식을 섭취하고, 운동 후에는 근육 회복을 돕는 단백질과 수분을 충분히 섭취해야 한다.

셋째, 규칙적인 생활 패턴을 유지하는 것이 중요하다. 일정한 시간에 식사를 하고, 규칙적으로 운동을 하는 습관을 들이면 신체 리듬이 안정되고, 면역력이 강화된다. 또한 충분한 수면과 휴식을 통해 신체의 회복을 돕는 것도 필수적이다.

(3) 식단과 운동의 조화로운 실행

암 치료 중에도 운동과 식단을 조화롭게 유지하는 것은 쉽지 않지만, 꾸준한 노력을 한다면 얻어지는 이익은 노력 이상으로 보상을 받게 되는 것이다. 이를 위해 때론 전문가의 도움을 받는것도 좋다. 전문가에게 운동 방법을 먼저 배운 후 스스로 하되 제대로 하는 것이 훨씬 도움 된다.

암환자는 식단이나 운동 모두 처음에는 그분야의 전문가에게 제대로 배워 두는 것이 정말로 중요하다, 나름대로 또는 인터넷이나 대중매체에서 얻는 '아니면 말고' 식의 조각지식으로 암을 관리하는 것은 아주 위험한 일이다. 왜냐하면 암환자에게서는 타이밍이 매우 중요하기 때문이다. 생명이 왔다 갔다하는 상황에서 연습시간은 없다. 마루타 할 시간도 없다. 무엇을 먼저하고, 무엇을 어떻게 선택하고 시작하는가에 따라 죽고 사는 결과의 차이를 가져오는게 냉혹한 현실이다.

다시 한번 강조하자면 재발이나 전이가 발생하면 현대의학에서 다시 예전으로 되돌리기는 어렵기 때문이다. 많은 고난이 시작되고 피를 말리는 시간들속으로 들어가게 되는 것이다.

가족과 친구등 주변의 도움과 지원을 받는 것도 중요하다. 함께 운동을 하거나 건강한 식단을 준비하는 과정에서 서로를 격려하고 도와줄 수 있으면 훨씬 도움된다. 이러한 지원은 심리적인 안정감도 제공하여 치료와 회복에 매우 긍정적인 영향을 미친다.

3

암 전이 · 재발 방지 맞춤 식단

1) 암환자는 재발, 전이만 안되면 된다

암 치료 후 가장 큰 두려움은 재발과 전이이다. 이러한 두려움은 암환자들이 주로 현행 의학적 표준 치료법을 믿고 따라가지만 암 종마다 알려지고 있는 소위 5년 생존율이 자신에게 어느 방향으로 적용될 것인지 알 수 없다는 사실이 가장 큰 원인이 될 것이다. 치료 과정이 완료되고 난 뒤에 남는 것은 생존율에 대한 냉혹한 통계수치 뿐이다.

내일 비가 올 확율이 70%라고 해도 막상 당일이 되어 비가 오는 것은 하늘의 뜻이라는 것은 누구나 쉽게 받아들이지만 암환자에게 5년 생존율이 70%라 해도 전혀 위안이 될 수가 없는 것이 현실이다. 심지어는 90%라 해도 안심이 되기는 어렵다. 누가 10%에 해당

되는지를 알 수 없고 분석할 지식이 없기 때문이다.

가장 큰 이유는 암 환자가 현대의학이 제공하는 항암 치료법에 대한 근본적인 이해를 충분히 할 수가 없기 때문이며 그저 최선의 선택이라고 믿는 수밖에 없는 상황이기 때문이다. 더욱 안타까운 것은 자신이 적극적으로 재발을 낮출 수 있는 방법이나 과학적 근거를 접할 수 있는 기회마저 없다는 것이 현실이다. 재발을 낮추기 위한 정보들이 범람한 가운데 옳고 그름을 판단하게 해주는 바른 건강지식을 갖추고 있지 못한 것도 암환자에게는 더욱 불안하고 혼동되는 요소로 꼽히고 있다.

전이·재발을 방지하기 위해서는 건강한 생활습관과 식단 관리가 중요하다. 식단은 전이·재발 방지에 중요한 역할을 한다. 올바른 식습관을 통해 체내 환경을 개선하고, 암세포의 성장을 억제할 수 있다. 재발 방지를 위해서는 항산화 물질이 풍부한 음식을 섭취하는 것이 좋다. 항산화 물질은 세포 손상을 방지하고 면역 체계를 강화하는 데 도움을 준다.

2) 재발 방지를 위한 식단 계획

재발 방지를 위한 식단 계획은 균형 잡힌 영양소를 꾸준히 섭취를 하여서 암을 이기지 못했던 몸에서 암이 발붙이지 못할 강건한 몸으로 바꾸어 암을 진단 받기 전보다 훨씬 더 건강해 지는 것을 목표로 한다. 탄수화물, 단백질, 지방을 적절히 섭취하고, 특히 비타민과 미네랄, 약리 성분이 풍부한 파이토케미컬이 풍부한 음식을 골고루 섭취하는 것이 중요하다.

아침 식사로는 부드럽고 따뜻한 음식 종류를 먹는 것이 좋다. 발아된 통곡물은 섬유질도 풍부하지만 소화를 돕고 영양은 풍부하다. 약간의 과일은 비타민과 항산화 물질을 제공한다.

점심에는 채소와 단백질이 풍부한 음식을 먹는 것이 좋다. 예를 들어 닭가슴살에 다양한 채소와 버섯을 곁들여 맛을 내는 조리법으로 만들어진 음식을 먹으면 균형 잡힌 식사를 할 수 있다.

저녁 식사로는 항암 약리성분이 가득한 식재료를 이용하여 소화에 부담이 없는 음식을 먹는 것이 좋다. 빠른시간 편하게 소화가 되어 자동으로 간헐적 단식이 이루어질 수 있도록 하면 자는 동안 인체내 많은 수리,회복이 일어나는 메커니즘이 된다. 이는 염증도 줄이고 면역 체계를 강화한다.

(1) 양배추의 효능

역사적으로 보면 양배추는 전세계에 걸쳐 일어났던 수 많은 전쟁에서 중요한 영양식품으로 사용되어왔다. 로마제국을 건설하기 위하여 로마군이 머나먼 곳으로 수 많은 원정을 가서 승리할 수 있었던 것이나 몽고군이 헝가리까지 갈 수 있었던 것은 바로 양배추 덕이다. 또한 만리장성을 건설했던 일꾼들이 양배추가 들어있는 주먹밥으로 건강을 지킬 수가 있었다고 한다. 양배추에 유난히 많은 비타민 C가 그 예전 추운지방에서 큰 역할을 하였을 것이다. 한국의 양배추 김치처럼 발효된 신맛의 사워크라우트는 화란인 선원들을 괴혈병이나 다른 질병을 막아주는 큰 역할을 하였다.

그러나 오늘날 양배추의 가치는 비타민과 미네랄의 가치보다 암예방이나 항암효과가 매우 탁월한 것에 있다.

현재 발표된 양배추의 항암 효과나 질병 예방에 도움이 되는 효능에 대해 연구한 논문이 수백 건 이상 존재한다. 양배추와 암 관련 연구논문에서 대장암, 유방암, 난소암, 자궁경부암, 폐암, 전립선암 등 여러 암종류에 예방효과나 항암효과가 확인되고 있다

양배추에는 암을 예방하거나 공격하는 효과를 보이는 생화학물질들이 약 200여가지 이상이 들어있다. 인간이 현재까지 만든 어떠한 항암제도 이렇게 다양한 암예방과 항암효과를 주지 못한다. 이들은 다른 식물과 달리 글루코시노레이트라(glucosinolate)는 포도당과 질소, 황을 주성분으로 하는 다양한 유기화합물들을 지니고 있기 때문이다. 해충이나 초식동물들이 이들 식물을 손상시킬 때 흘러나오는 효소에 의하여 이 유기화합물이 분해되면 강력한 독소작용이나 살균작용을 하는 다양한 물질이 만들어져서 자신을 방어하는 목적으로 이용된다. 이들 중에 많이 알려진 것이 설포라판(sulforaphane)과 I3C같은 인돌계열이다.

이들은 인체에 들어오는 유해한 독소나 발암물질들을 해독시키는 효과를 증대시키고 발암물질이 생성되는 것을 억제하여 암예방을 나타내며 암세포의 분열을 억제시키거나 자진사멸을 유도하여 항암효과를 보인다. 또한 항암치료제에 내성이 생겨 암치료효과가 없어지는 암조직에도 자진사멸을 유도하여 항암효과를 보이기도 한다.

만성위염을 일으키는 헬리코박터를 죽이거나 성장을 억제해주고 글루타민이 많아 궤양으로 손상된 위점막을 복구시켜 위장궤양으로부터 회복을 촉진시켜 준다.

그러나 갑상선저하가 있는 사람은 양배추를 날 것으로 많이 먹지 않는 것이 좋다. 양배추의 시안화당이 갑상선호르몬의 합성에 필요한 요오드 작용을 방해하기 때문이다.

양배추에는 글루코시놀레이트라는 화합물이 풍부하며, 이는 조리나 소화 과정에서 이소티오시아네이트로 전환된다. 이소티오시아네이트는 발암 물질의 해독을 촉진하고 암세포의 증식을 억제하며, 세포 자살(apoptosis)을 유도하는 것으로 알려져 있다. 특히 대장암, 폐암, 유방암 등의 예방에 효과적이라는 연구 결과가 있다. 이러한 물질은 해독 효소의 활성을 높여 체내 독성 물질의 제거를 돕는다.

참고 문헌:
Herr, I., Büchler, M. W.(2010). Dietary constituents of broccoli and other cruciferous vegetables: implications for prevention and therapy of cancer. Cancer Treatment Reviews, 36(5), 377-383.

인돌3-카비놀의 호르몬 조절을 통한 항암 효과

양배추에 함유된 인돌3-카비놀은 에스트로겐 대사를 조절하여 호르몬 의존성 암인 유방암과 전립선암의 위험을 감소시켜 준다. 이 물질은 에스트로겐 수용체에 직접 작용하여 암세포의 성장을 억제하고, 세포 주기의 조절을 통해 비정상적인 세포 증식을 방지한다. 또한 항산화 작용을 통해 세포 손상을 예방하고, 면역 체계를 강화하는 데 도움이 된다.

참고 문헌:
Aggarwal, B. B., Ichikawa, H.(2005). Molecular targets and anticancer potential of indole-3-carbinol and its derivatives. Cell Cycle, 4(9), 1201-1215.

이 연구는 인돌3-카비놀의 분자적 표적과 항암 잠재력에 대해 상세히 분석하였으며, 호르몬 의존성 암에 대한 영향도 포함하고 있다.

설포라판은 양배추에서 발견되는 강력한 항산화 물질로, DNA 손상을 방지하고 암세포의 성장을 억제하는 데 효과적이다. 이 물질은 해독 효소의 활성을 높여 발암 물질의 체외 배출을 촉진하며, 항염증 작용을 통해 만성 염증으로 인한 암 발생 위험을 줄여 준다. 또한 세포 자살을 유도하고 암세포의 전이를 억제하는 기능이 있다.

참고 문헌:
Zhang, Y., Tang, L.(2007). Discovery and development of sulforaphane as a cancer chemopreventive phytochemical. Acta Pharmacologica Sinica, 28(9), 1343-1354.

이 논문은 설포라판의 발견 과정과 암 예방을 위한 화합물로서의 개발, 그리고 그 작용 메커니즘에 대해 설명하고 있다.

(2) 단호박의 항암효과

'젊게 살고 싶으면 단호박을 꾸준히 먹어라' 라는 말이 있을 정도로 단호박은 노화를 지연시켜주고 현대인들의 빈 곳을 채워주는 풍부한 영양소를 함유하고 있는 아주 바람직한 식자재이다.

단호박은 호박과 다르게 맛이 구수하고 달달하면서 포근포근한 맛이 일품이다

일본 국립암센터에서 만성 간질환 환자에게 베타카로틴를 투여한 결과 간암 발생을 억제하는 효과가 있다는 연구결과가 나온 것처럼 단호박의 주 파이토케미칼인 베타카로틴은 면역과 항암작용으로 알려져있다.

단호박이 진한 노란빛을 띠는 것은 바로 이 베타카로틴 때문이다.

단호박의 베타카로틴은 암환자에게 중요한 면역 세포의 기능을 향상시켜 초기 암세포를 제거하는 데 도움을 주게 된다. 이는 여러 역학 연구에서 베타카로틴이 풍부한 식품을 섭취하는 사람들이 폐암 발병 위험이 낮다는 결과가 보고 되었다. 그러나 보충제 형태의 고용량 베타카로틴은 오히려 흡연자에게서 폐암 위험을 증가시킬 수 있다는 연구 결과도 있어 단호박과 같은 자연 식품을 통해 베타카로틴을 섭취하는 것이 가장 안전하고 효과적인 방법이다. 다양한 채소와 과일을 균형 있게 자연식으로 섭취하는 것이 중요하다는 것

을 알게해 준 계기가 되기도 했다.

참고문헌

Kordiak, J., et al. (2022). Role of Beta-Carotene in Lung Cancer Primary Chemoprevention: A Systematic Review with Meta-Analysis and Meta-Regression. Nutrients, 14(9), 1942.

Middha, P., et al. (2019). β-Carotene Supplementation and Lung Cancer Incidence in the Alpha-Tocopherol, Beta-Carotene Cancer Prevention Study: The Role of Tar and Nicotine. JNCI: Journal of the National Cancer Institute, 111(12), 1305-1313.

Vainio, H. (1998). Beta carotene and cancer: risk or protection? Scandinavian Journal of Work, Environment Health, 24(5), 345-348.

단호박의 항산화 물질들은 만성 염증을 억제하는 효과가 있다. 만성 염증은 위암을 포함한 여러 암의 발생 위험을 높이는 요인이 될 수 있으므로, 이를 줄이는 것이 위암 예방에 도움이 될 수 있고 단호박의 항산화 물질들은 위 점막 세포를 보호하는 역할을 한다. 이는 위산이나 외부 자극으로부터 위 점막을 보호하여 위암 발생 위험을 낮출 수 있으면서도 이 물질들은 위암의 면역 체계를 강화하는 데 도움을 준다. 강화된 면역 체계는 초기 단계의 암세포를 제거하는 데 탁월한 효과를 보였다고 했다. 여러 실험실 연구와 동물 실험에서 단호박이 위암 세포의 성장을 억제하고 세포 사멸(apotosis)을 유도하는 효과가 관찰되었다.

베타카로틴은 식물의 파이토케미칼에서 중요한 파이토케미칼 중의 하나로 우리 인체를 돕고 있는데 베타카로틴의 역할 중 중요한 하나는 암세포를 공격하는 백혈구인 NK세포의 공격력을 향상시켜

준다는 것이다. 또한 손상된 DNA를 수리해주는 수리용 효소들을 활성화 시켜주기까지도 한다. 더구나 암세포의 과잉 분열시 정지 시키는 신호 단백질들이 암 세포막을 효과적으로 전달될 수 있도록 도와주며 암세포의 과잉 분열도 막아주는 역할을 해준다

그러나 베타카로틴은 지용성으로 기름과 함께 조리할 때 흡수율이 올라가니 어떻게 조리하느냐도 꽤 중요해 진다.

사람에 따라서 많은 양을 먹었을 때 피부가 노랗게 되기도 하는데 해롭지는 않다. 오히려 지방세포에서 항산화 역할을 더 해주고 있다고 볼 수도 있다.

항암효과 측면에서 볼 때 늙은호박보다 단호박의 항산화 효능이 훨씬 우수하다고 한다

(3) 가지의 항암효과

가지에 함유된 안토시아닌이 대장암 세포의 성장을 억제하고 세포 사멸을 유도하는 것으로 나타났다. 특히 가지 껍질에서 추출한 안토시아닌이 대장암 세포주 HT-29의 증식을 억제했다.

가지 껍질의 안토시아닌은 대장암 세포의 프로그래밍된 세포 사멸을 촉진한다. 이는 암세포가 스스로 죽도록 유도하는 중요한 항암 메커니즘이고 안토시아닌은 암세포의 세포 주기를 특정 단계에서 정지시켜 더 이상 분열하지 못하게 해준다. 이는 여러 단계의 세포주기를 차단함으로써 이루어진다.

또한 안토시아닌의 강력한 항산화 효과는 암 발생의 원인이 되는 산화 스트레스를 줄이는 데 도움을 주면서 암 발생과 관련된 여러

신호전달 경로를 조절하여 암세포의 성장과 전이를 억제하는 것으로 보인다.

 가지에 포함된 나스닌(nasunin)이라는 안토시아닌 성분은 폐암 세포의 성장을 억제하는 효과를 보였다. 나스닌은 폐암 세포의 세포주기를 G1기(세포 성장과 분열 준비의 시기)에서 정지시켜 준다. 이는 CDK4와 c-Myc 같은 세포주기 조절 단백질의 발현을 감소시킴으로써 이루어진다. 폐암세포에 나스닌 처리 후 폐암 세포의 세포 사멸률이 증가한다는 것을 알게 되었는데 이는 Bax와 cleaved caspase-3 같은 세포 사멸 관련 단백질의 발현 증가로 확인되었다.

 가지의 나스닌은 MAPK(세포 신호 전달의 중추) 신호전달 경로를 억제해 주는데 이는 ERK(성장과 분화의 조절자)와 p38(스트레스 대응의 중재자)의 발현 감소가 관찰되며 이것은 세포 생존과 증식에 중요한 경로이다. 폐에서 상피간엽전환(EMT) 억제 효과를 가지고 있는 나스닌은 E-cadherin의 발현을 증가시키고 N-cadherin의 발현을 감소시켜 EMT를 억제해 준다. 이는 암세포의 전이 능력을 저하시키는 역할을 해 주는 것들이다. 또한 나스닌은 NFATc1의 발현을 억제하는 것으로 보이는데 이는 NFATc1이 폐암에서 종양 촉진 역할을 하는데 이 작용을 억제해 준다는 의미이다.
 또한 가지 추출물이 유방암 세포의 증식을 억제하고 세포 사멸을 유도하는 것으로 나타났는데, 가지의 폴리페놀 성분들이 유방암 세포주 MCF-7의 성장을 억제하는 것으로 나타났다.
 특히 폴리페놀 성분들이 유방암 세포주 MCF-7의 증식을 억제해

준다. 이는 세포 생존율 감소와 콜로니 형성 능력 저하로 확인되고 있고 폴리페놀 성분들은 암세포의 성장 신호 경로를 방해하여 세포분열을 억제하는 것으로 보인다고 했다.

가지는 유방암 세포의 프로그래밍된 세포 사멸을 촉진하는데 이는 Bax와 같은 세포 사멸 촉진 단백질의 발현 증가와 Bcl-2와 같은 세포 사멸 억제 단백질의 발현 감소 작용을 해준다.

가지는 유방암의 세포주기를 특정 단계에서 정지시키는 작용을 한다. 이는 주로 G1기나 G2/M기에서 일어나며, 세포주기 조절 단백질의 발현 변화로 나타난다. 가지의 폴리페놀 성분들은 강력한 항산화 효과를 가지고 있어, 암 발생의 원인이 되는 산화 스트레스를 줄이는 데 도움을 주고 신호전달 경로를 조절하여 암세포의 성장과 생존을 억제해 주는 역할도 해준다.

가지는 유방암에 있어 에스트로겐 수용체 조절 역할도 있는데, MCF-7 세포는 에스트로겐 수용체 양성 유방암 세포주로 가지 추출물의 일부 성분들이 에스트로겐 수용체와 상호작용하여 호르몬 의존적 성장을 억제할 수 있다고 연구보고 했다.

가지는 VEGF와 같은 혈관신생 인자의 발현을 억제하여 종양의 혈관 형성을 방해할 수 있으며 특히, 수술시 증가하는 혈관신생 인자 발현을 억제하여 도움이 될 수 있다.

참고문헌
Sadilova, E., et al. (2006). Anthocyanins, colour and antioxidant properties of eggplant (Solanum melongena L.) and violet pepper (Capsicum annuum L.) peel extracts. Zeitschrift für Naturforschung C, 61(7-8), 527-535.

Noda, Y., et al. (2000). Antioxidant activity of nasunin, an anthocyanin in eggplant peels. Toxicology, 148(2-3), 119-123.

Shabana, S., et al. (2013). Antitumor and antioxidant activity of Solanum nigrum and its safety profile. World Applied Sciences Journal, 28(1), 27-35.

Ding, X., et al. (2012). Solasodine induces apoptosis in human hepatoma cells through mitochondria-dependent pathway. Tumor Biology, 33(5), 1479-1486.
Gürbüz, N., et al. (2018). Health benefits and bioactive compounds of eggplant. Food Chemistry, 268, 602-610.

Niño-Medina, G., et al. (2017). Phenolic content and antioxidant capacity level in commercial cultivars of eggplant fruits (Solanum melongena L.). Revista Mexicana de Ciencias Agrícolas, 8(4), 975-987.

가지에 함유된 솔라소닌(solasodine)이라는 성분이 있는데 솔라소닌은 가지를 포함한 가지과 식물에서 발견되는 스테로이드 알칼로이드이다. 이 화합물은 여러 연구에서 항암 활성을 보이는 것으로 나타났는데 이 성분은 간암 세포의 성장을 억제하고 세포 사멸을 유도하는 것으로 나타났고 간암 세포주 HepG2(간암 연구의 핵심 세포 모델)의 증식을 효과적으로 억제해 주었다고 밝혔다. 이는 간암세포 생존율 감소와 콜로니 형성 능력 저하로 확인되었다.

이 외에도 솔라소닌은 HepG2 세포에서 프로그래밍된 세포 사멸을 촉진해 주어서 Bax(세포 사멸의 핵심 실행자)와 같은 세포 사멸 촉진 단백질의 발현을 증가시켰고 Bcl-2(세포 생존의 수호자)와 같은 세포 사멸 억제 단백질의 발현을 감소시켜 주었으며 미토콘드리아 막 전위를 변화시켜 세포 사멸을 유도해 주었다. 솔라소닌을 간암세포에 처리하는 실험에서 솔라소닌은 HepG2 세포에서 활성산소종(ROS)의 생성을 증가시켰고 이는 산화적 스트레스를 유발하여 세포 사멸을 촉진하는 것으로 나타났다.

솔라소닌의 이러한 효과들은 대부분 농도 의존적으로 나타났다. 즉 솔라소닌의 농도가 증가할수록 항암 효과가 더 강하게 나타났다.

참고 문헌
Ding, X., et al. (2012). Solasodine induces apoptosis in human hepatoma cells through mitochondria-dependent pathway. Tumor Biology, 33(5), 1479-1486.

이 연구는 솔라소닌이 인간 간암 세포주 HepG2에서 미토콘드리아 의존적 경로를 통해 세포 사멸을 유도한다는 것을 보여준다.

참고 문헌
Frontiers in Oncology (2023). Active components of Solanum nigrum and their antitumor effects.
DOI: 10.3389/fonc.2023.1329957

이 논문은 가지과 식물의 활성 성분들, 특히 솔라소닌을 포함한 여러 화합물들의 항암 효과에 대해 종합적으로 다루고 있다.

참고 문헌
Cham, B. E., & Meares, H. M. (1987). Glycoalkaloids from Solanum sodomaeum are effective in the treatment of skin cancers in man. Cancer Letters, 36(2), 111-118.

이 초기 연구는 솔라소닌을 포함한 글리코알칼로이드의 항암 효과를 처음으로 보고한 중요한 논문이다.

유럽에서는 이탈리아에 가지 요리가 많이 발달되어 있고, 아시아에서는 중국과 일본에 가지 요리가 많다. 한국은 어릴 때 어머니가 밥을 하실 때 밥위에 쪄낸 가지를 손으로 찢어 갖은 양념에 물컹하게 무쳐낸 가지요리가 거의 전부였던 것 같다. 이제 가지로 맛있는 요리를 해서 응용해보도록 하자.

항암효과를 높이기 위해서는 알리신이 풍부한 마늘과 양파와 함께 섭취하는 것이 더욱 높은 효과를 얻을 수 있어 추천한다. 요즘 뜨고 있는 햄프씨드와 생들기름을 잘 활용해서 요리를 해도 맛을 상승시켜준다.

가지는 뜨거운 불에 익혀도 영양 성분이 80%이상 보존되기 때문에 다양한 요리 방식으로 먹는다면 건강에 유익 할 것이다.

암종류별 맞춤 식단 례

1) 유방암

　유방암에는 여러 종류의 암종이 있는데 그 중 호르몬(에스트로겐/프로게스테론)타입의 암이 특히 증가 하고 있는 것을 보면 여성호르몬 유사물질인 환경호르몬에 노출이 점점 문제의 원인이 되고 있는 것은 아닌가 하는 의문이 든다.

　최근에 많은 암환자의 식이지도를 해오면서 느끼는 것은 과거 10년 전에는 호르몬타입의 유방암이 많았는데 최근에 와서는 돌연변이 타입의 삼중음성유방암이나 Her-2타입의 유방암이 훨씬 많아졌고 그에 관련된 식이지도를 더 많이 진행하였다. 특히 다른암에 비해 근래에 와서 유방암 환자가 늘어나고 있다는 것을 국가에서 발표하는 증가수치 통계를 보지않아도 식이요법 지도현장에서 피부로 느끼고 있다.

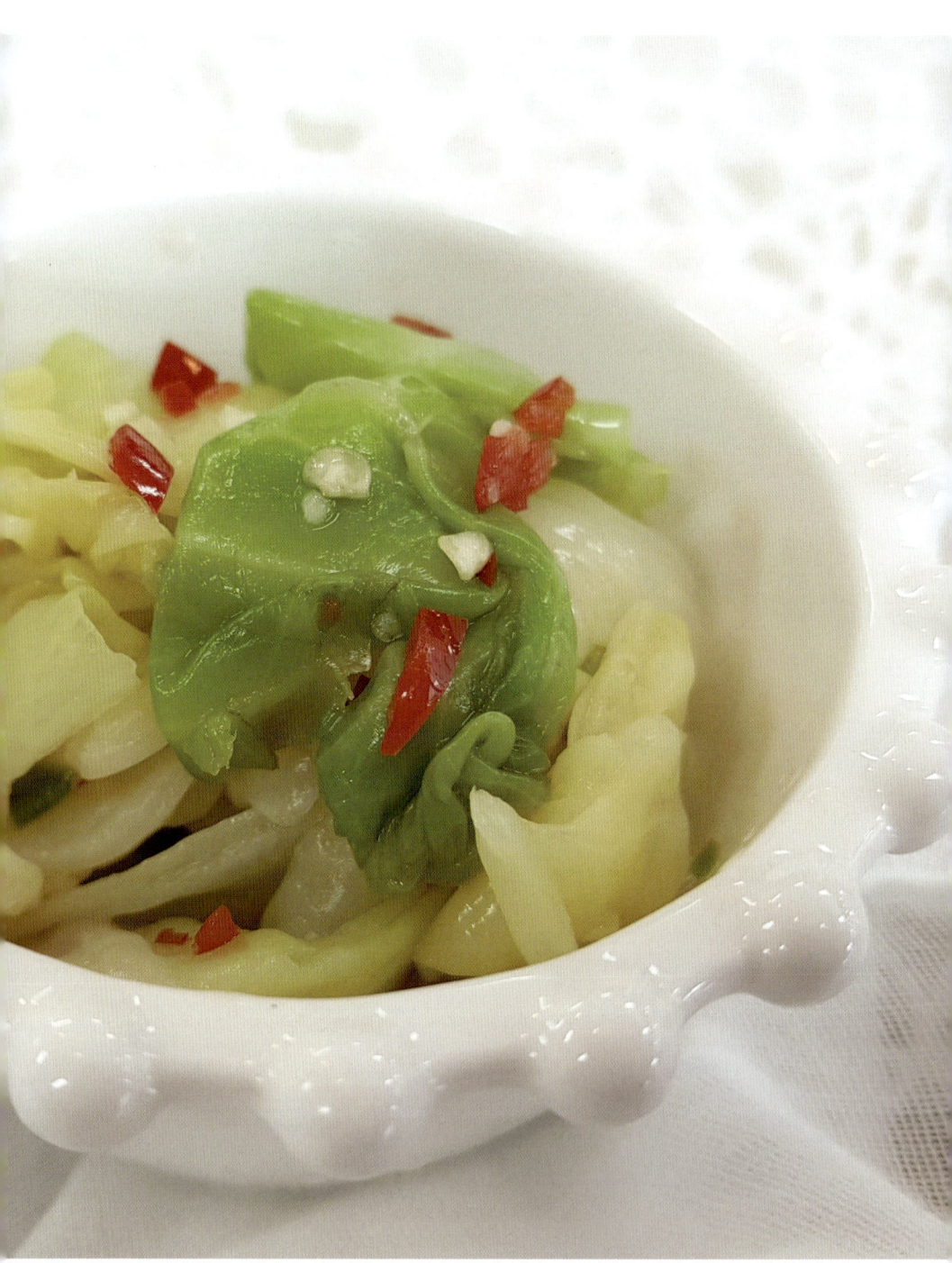

❶ 유방암에 도움이 되는 양배추 초무침

재료

양배추 1/2통(500g) - 한 입 크기로 찢어 놓는다
사과식초 6T, 아가베시럽 2T, 소금 1t,
마늘 3쪽-다진다
청량고추 1개-다진다
붉은고추 1개-다진다

조리방법

1. 양배추를 큰 냄비에 약간의 소금을 넣고 팔팔 끓인 다음, 찢어 놓은 양배추를 넣고 7~8초 정도 데친 후 찬물에 헹궈 꼭 짠다
2. 소스를 잘 섞어서 양배추에 무쳐 냉장고에 넣어 시원하게 먹는다

요리효능과 조리 포인트

양배추의 효능을 얻을 만큼 많이 먹을 수 있는 방법이 많지않은데 이 요리는 의외로 양배추를 많이 먹을 수 있는 요리이며, 배추가 맛이 없을 여름철에 김치대신 건강을 챙기면서 맛있게 먹을 수 있는 요리이다. 그러나 양배추는 살짝 익힐 때 효능을 살릴 수 있고 10분이상 끓이면 glucosinolate가 최고 58%까지 소멸되니 조리시 주의하는 것이 좋다.

참고문헌

McNaughton SA, Marks GC. Development of a food composition database for the estimation of dietary intakes of glucosinolates, the biologically active constituents of cruciferous vegetables. Br J Nutr. 2003;90(3):687-697.

❷ 브로콜리 : 유방암 예방의 강력한 동맹

미국 국립암연구소는 브로콜리를 항암식품 중에서 랭킹 1위에 올려놓아 급증하는 우리나라 유방암 환자에게 희소식이 되고 있다. 브로콜리의 설포라판(sulforaphane) 성분은 항암 무기로도 지칭되고 있을 정도로 대표급 대접을 받고있다. 브로콜리에 풍부한 설포라판 성분이 유방암 세포의 증식을 막는데 유용하다는 연구 결과가 있다. 이 물질은 발암 억제에 중요한 역할을 하는 제2상 효소를 선택적으로 활성화하여 발암물질을 세포 내에서 제거하는 효과가 있다고 밝혔다. 설포라판은 DNA 손상 방지 효과가 있다는 최근의 분자생물학적 연구에서 암의 발생 및 산화적 스트레스와 관련된 유전자들의 발현을 조절함으로써 DNA 손상을 차단하고 암의 발생을 억제하는 효과가 있는 것으로 나타났다.

동의대학교 한의과대학 연구실의 실험 결과에서는 설포라판은 암세포의 증식을 억제할 뿐만 아니라 암세포가 스스로 자살할 수 있게 유도하는 것으로 밝혀졌다. 이는 유방암 치료에 있어 매우 중요한 발견이다. 또한 설포라판은 수지상 세포의 분화를 유도할 가능성이 높아 면역치료제로서의 개발 가능성도 높은 것으로 추정된다. 이는 유방암 예방 뿐만 아니라 치료에도 도움이 될 수 있음을 시사한다.

미국 미시간주립대와 폴란드 국가식품연구원의 연구 결과에 따르면, 이 성분을 일주일에 최소 3회 이상 섭취한 여성은 일주일에 1회 섭취한 여성보다 유방암 발생 위험성이 72% 감소했다고도 밝혔다.

브로콜리는 항암역할 외에도 미국 존스홉킨스대 폴 탤러리 교수는 이미 1990년부터 만성위염을 일으키는 헬리코박터 파일로리균 활성을 억제한다는 연구 결과를 밝힌 바 있다. 만성위염은 위암의 원인 중 하나이고 위암과 위궤양을 일으키는 박테리아 헬리코박터 파이로리균을 억제하고 암세포를 몰아내는데 기여하고 있다고 알려져 있다.

브로콜리의 이러한 설포라판과 인도카비놀은 항암역할 뿐 아니라 발암물질이나 벤조피렌등이 인체에 해를 끼치기 전에 해독하는 중요한 식물영양소들이 다량 들어 있다는 점도 높이 평가할 만하다.

브로콜리가 인체에 들어와서 생기는 DIM이란 성분을 보면 우리 인류가 얼마나 십자화과 채소와 밀접한 관계를 갖고 공생해 왔는지 알 수 있다. DIM이란 성분은 원래 브로콜리에는 없는 성분으로 우리가 브로콜리를 씹어먹으면 인체의 위산과 만나 생성되는 물질이다. 이 성분이 주목을 받고 있는 것은 바로 발암물질들의 대사처리를 관장하는 여러 해독효소들에 대한 유전자들을 활성화 시켜줄 뿐 아니라 DNA 수리 담당 유전자들과 암세포 분열정지 신호관련 단백질의 유전자들, 또 자진사멸 유도하는 유전자들을 활성화시켜 항암효과를 내 준다는 것이다. 이 사실로 보아도 우리 인체는 십자화과 채소가 들어올 것을 기대하고 있고 우리가 먹어주기만 하면 인체내에서 중요한 일을 알아서 진행해 준다는 사실을 눈여겨 보아야 한다.

미국 하버드대학 연구팀은 매일 과일과 채소를 많이 먹는 여성은 적게 먹는 여성보다 유방암 발병 위험이 낮은 것으로 밝히면서 브로콜리를 포함한 녹황색 채소의 꾸준한 섭취가 유방암 예방에 도움이 될 수 있다고 보고했다. 이러한 연구 결과들은 브로콜리가 단순한 식재료를 넘어 유방암 예방의 강력한 동맹이 될 수 있음을 보여준다. 일상적인 식단에 브로콜리를 포함시키는 것이 유방암 예방에 도움이 될 수 있다는 것을 보여준다.

그러나 브로콜리는 조리를 잘 못하면 이러한 성분들이 생성되지 않을 수도 있고 또한 파괴되기에 특별히 조리 방법이 중요하다. 브로콜리는 굴루코시놀래이트(glucosinolate) 성분이 미로시나아제(myrosinase)라는 효소작용을 거쳐서 아이소사이아나잇(isothiocyanate) 과 I3C(Glucobrassicin, indole glucosinolate)라는 중요한 성분이 비로소 나오기 때문에 효소 작용이 일어나도록 브로콜리를 잘라서 15분 정도 두었다가 조리를 해야하고 10분이상 끓이면 glucosinolate가 최고 58%까지 소멸이 되니 조리에 신경을 써야 한다.

브로콜리는 물에 데치는 것보다 냄비에 물을 한 두 수저만 넣고 자체 수분을 이용하여 5분이내로 찌는 것이 가장 좋다. 이 때 줄기도 함께 사용하여야 한다. 줄기에 좋은 성분이 많이 들어 있기 때문이다. 브로콜리는 한국인 식단에 초장에 찍어 먹는 수준을 벗어나 다양하고 맛있는 요리가 개발되어 있으니 적극 활용하여 보면 좋겠다.

참고문헌

McNaughton SA, Marks GC. Development of a food composition database for the estimation of dietary intakes of glucosinolates, the biologically active constituents of cruciferous vegetables. Br J Nutr. 2003;90(3):687-697

Rogan EG, The natural chemopreventive compound indole-3-carbinol: state of the science. In Vivo. 2006 Mar-Apr;20(2):221-8. Links
http://health.chosun.com/site/data/html_dir/2016/10/10/2016101001587.html

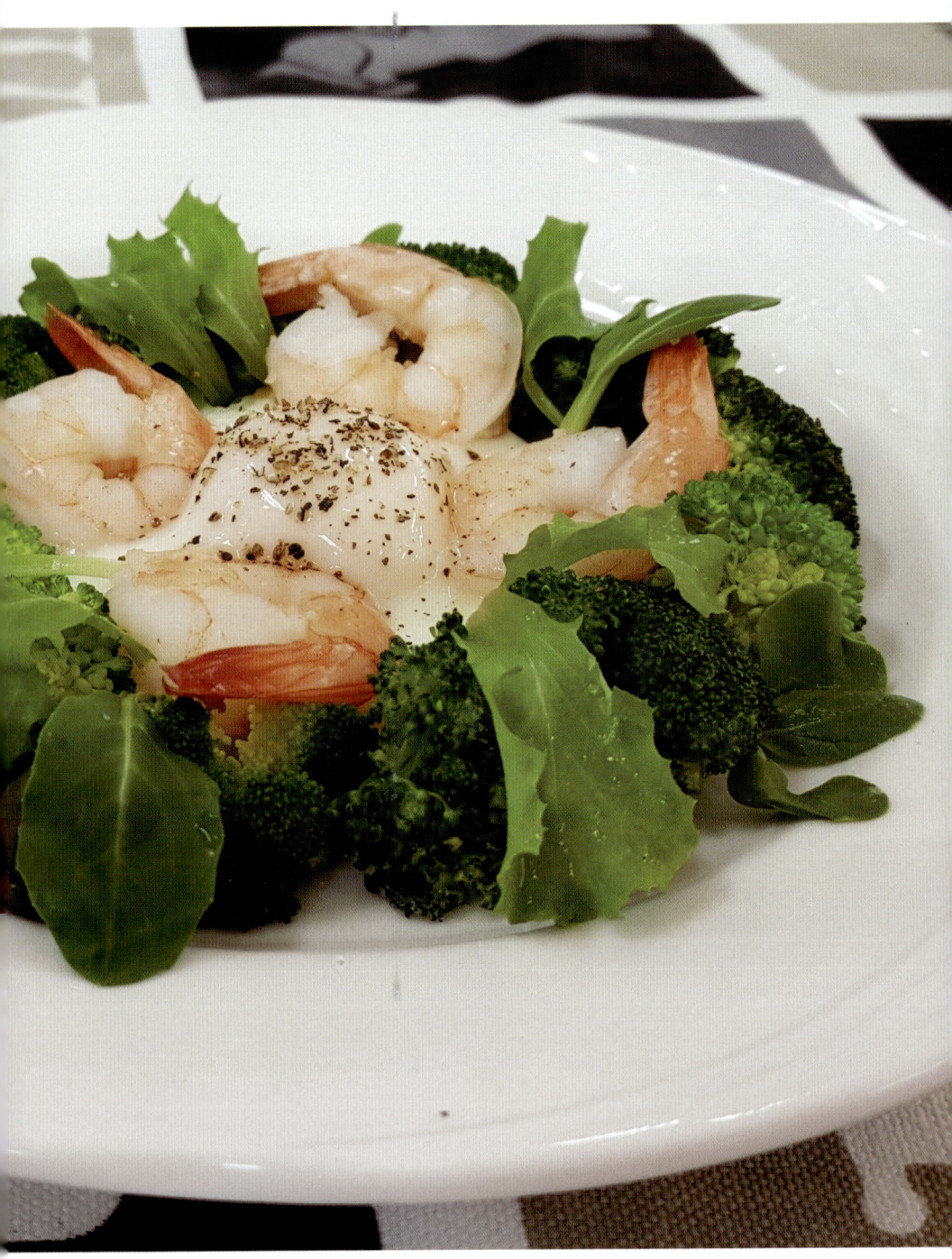

❸ 약성과 영양을 겸비한 '브로콜리 리스'

재료

브로콜리꽃 100g, 새우 5마리+청주1T, 달걀 1개, 어린잎채소 약간, 후추 약간, 소금약간, 포도씨유 약간, 물 1T

조리방법

1. 브로콜리는 한입크기로 잘라 15분간 둔다.
2. 새우는 껍질을 벗기고 내장을 꺼내고 씻은 후 청주에 재운다.
3. 프라이팬에 포도씨유를 두르고 청주에 재운 새우를 뚜껑 덮고 중약불로 구워낸다.
4. 프라이팬에 약간의 포도씨유에 브로콜리를 소금 약간 뿌리면서 볶아 준 후 동그랗게 브로콜리로 리스를 만들고,
5. 동그랗게 만들어진 브로콜리 리스안에 달걀을 깨서 넣고 그 위에 2의 새우도 돌려 담고 물 1T을 브로콜리 위로 골고루 뿌려준 후 바로 뚜껑을 덮어준다.
6. 달걀이 반숙이 될 정도로 익혀주고 소금과 후추를 약간 뿌린다.
7. 모양이 흐트러지지않게 접시에 옮겨 담고 어린 채소잎을 브로콜리 사이에 장식을 한다.

요리효능과 조리포인트

브로콜리는 특히 여성을 위한 신이 내린 음식이다. 항암력이 좋은 브로콜리를 이용하여 건강과 영양을 챙기면서 쉽고 간단하게 조리하여 누구나 즐길 수 있는 요리이다.

브로콜리의 자체수분과 약간의 물을 이용하여 달걀을 수란처럼 부드럽게 익힐 수 있고 효능과 더블어 맛과 아름다움을 느끼며 기분좋게 먹을 수 있는 브로콜리 요리이다.

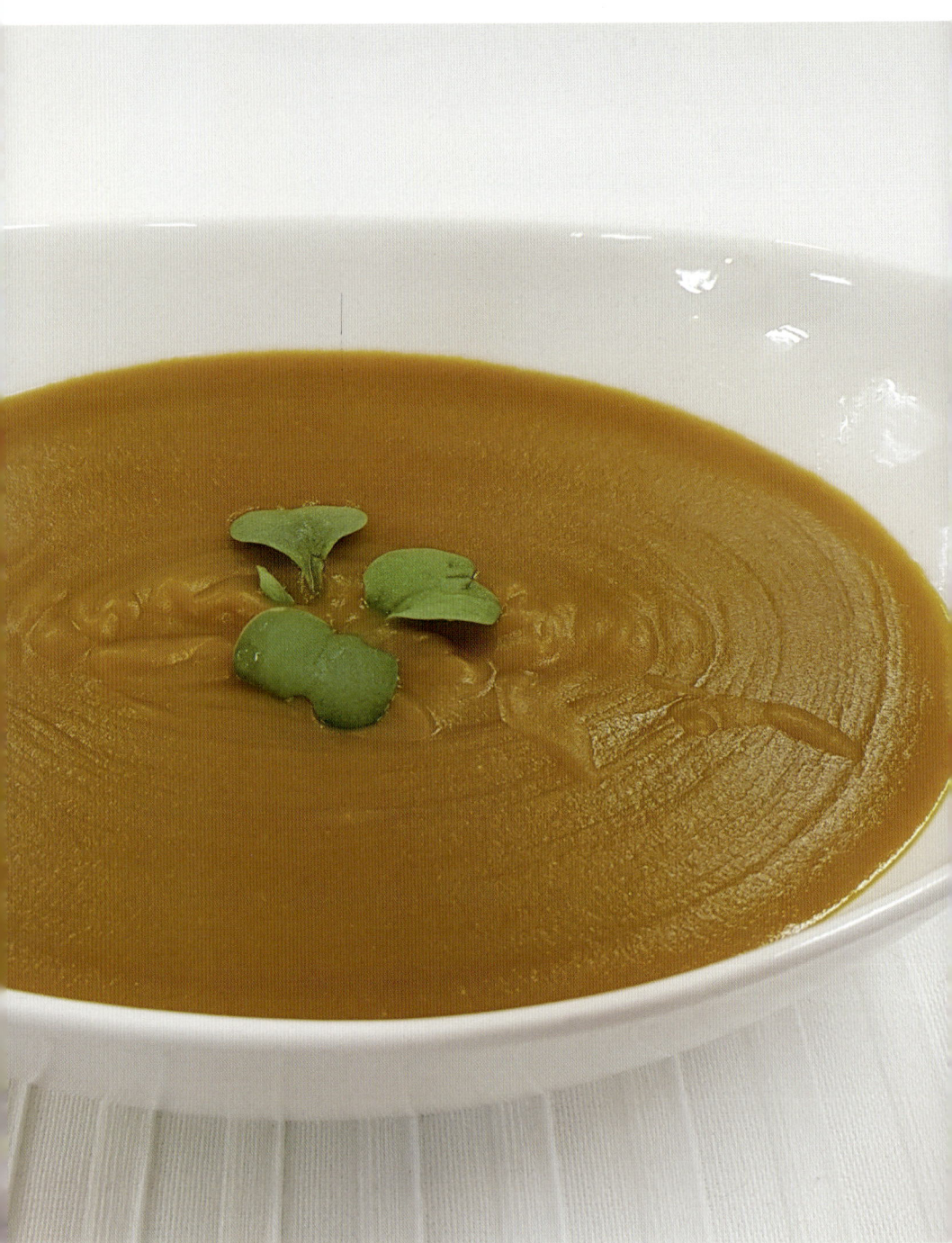

❹ 브로콜리단호박죽

재료
브로콜리꽃 100g, 단호박 1통, 아몬드 20g, 물 3~4컵, 소금 약간

조리방법
1. 브로콜리는 다져서 15분간 둔다.
2. 단호박은 20분간 쪄서 잘라 씨를 긁어낸다.
3. 찐단호박, 아몬드, 물과 함께 넣어 단호박이 익으면 다진 브로콜리를 넣고 5분정도 익힌다.
4. 믹서기에 곱게 갈아 수프 그릇에 담아낸다

요리효능과 조리 포인트
대체로 겨울철에 구하기 쉬운 재료가 브로콜리와 단호박이다. 단호박의 대표적 성분인 카로티노이드의 항산화 작용과 건강의 대표급 식재료 브로콜리가 만나고 두 식재료의 지용성 성분이 잘 흡수될 수 있도록 아몬드 넣어 준 건강 수프이며 한끼 식사로 손색이 없고 맛도 있는 수프이다.

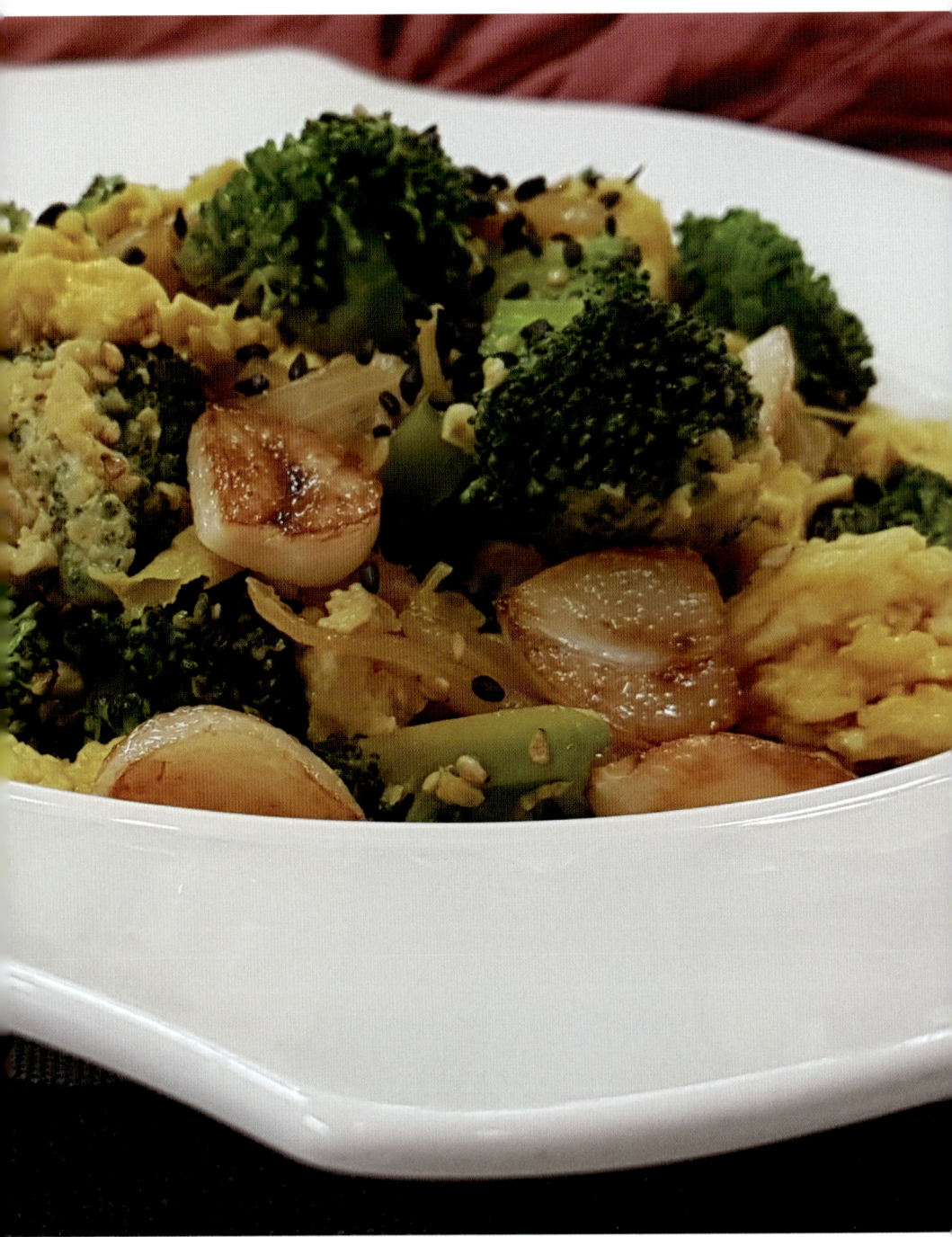

❺ 브로콜리달걀볶음

재료

브로콜리 100g, 작은 양파 1개, 마늘10개, 달걀 2개, 다진견과류 2T, 깨소금 2t 소금약간, 포도씨유 약간

조리방법

1. 먹기 좋은크기로 잘라 15분간 둔다.
2. 양파는 채썰고 마늘은 편썰어 둔다.
3. 프라이팬에 포도씨유를 조금 두르고 마늘을 노릇하게 구워 꺼내고
4. 채썬 양파, 브로콜리를 소금 약간 뿌려가며 볶다가 간장 1T을 뿌려 살짝 더 볶아 프라이팬 한쪽으로 밀어준다.
5. 프라이팬의 남은 공간에 달걀을 풀어 스크램블을 만들어 준다음 3의 재료를 모두 섞어 견과류와 깨소금을 뿌리고 접시에 담아낸다.

요리효능과 조리포인트

항암작용이 뛰어나 건강효과가 좋은 브로콜리에 쉽게 접할 수 있는 단백질인 달걀을 넣어 영양을 맞추고 마늘에 들어있는 항산화 성분과 항암 작용을 하는 성분을 더한 요리이다. 쉽고 간편하게 브로콜리와 마늘과 견과류를 섭취 할 수 있는 항암요리이다.

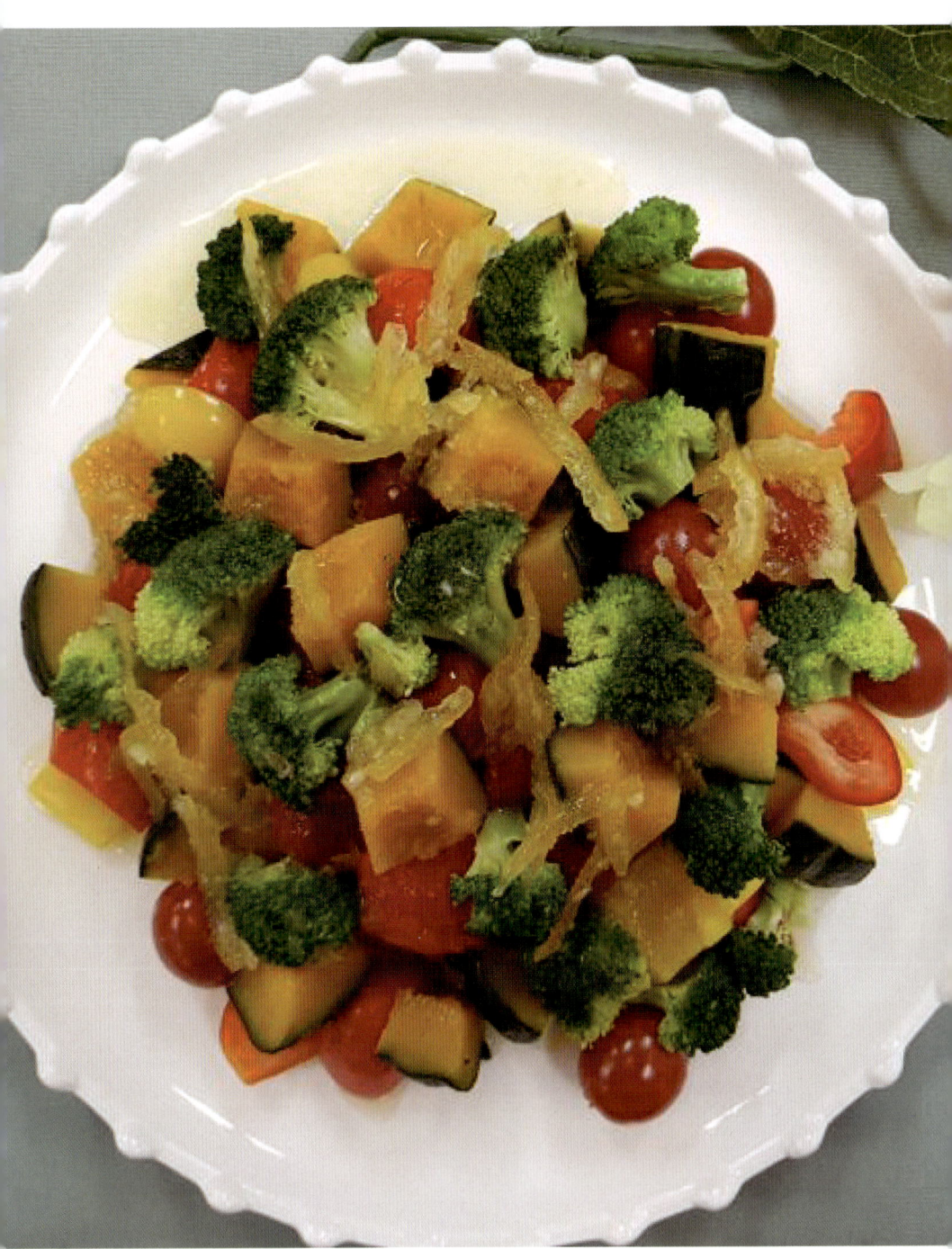

❻ 단호박샐러드

재료

단호박 1개, 브로콜리 꽃 100g, 방울토마토 200g

파프리카 (노랑, 빨강, 주황) 반개씩

소스

유자청 3T, 소금1/2t, 식초 1T or 레몬즙3T, 올리브유1/2T

조리방법

1. 단호박을 미리 포근포근하게 쪄서 식으면 속을 제거하고 한입크기로 썰어 준비한다.
2. 브로콜리 꽃만 준비하여 스팀오를 때 2분간 쪄내어 열을 식힌다
3. 방울토마토는 잘 씻어 준비하고 크기가 크면 반으로 잘라 쓰고 크기가 적당하면 그대로 쓴다
4. 파프리카(노랑, 빨강, 주황)은 먹기 좋게 한입 크기로 4각 썰어 준비한다.
5. 준비한 재료들을 접시에 섞어 담고 유자청 소스를 뿌려 먹는다

요리효능과 조리포인트

보통 건강을 생각하거나 샐러드를 먹으면 뭔가 좀 허전하고 주 메뉴를 더 먹어야 식사가 되는 것 같을 때 단호박을 넣어 샐러드를 하면 포만감을 주고 식욕을 억제해주어 적절한 양에서 만족감을 느끼게 된다. 더구나 단호박은 천천히 소화가 되기 때문에 허기감을 줄여줄 수 있게 된다. 흔히 구할 수 있는 유자청을 약간 이용하여 쉽게 소스를 만들 수 있고 피로나 감기 해소에도 좋은 샐러드이다.

❼ 들깨의 유방암 관련 연구:

들깨의 주요 성분인 리놀렌산(α-linolenic acid)은 오메가3 지방산의 일종으로, 유방암 예방 효과가 있는 것으로 나타났다.

리놀렌산은 항돌연변이 효과 및 암세포 증식 억제 등 암 예방 효과가 있다. 오메가3 지방산은 유방암 세포의 성장을 억제하고 자연 발생을 억제하는 항암 효과가 있는 것으로 실험을 통해 밝혔다. 이 연구에서 유방암 초기 세포 주기인 G1기에서 세포 주기를 멈추게 하여 증식을 억제하는데 기여하고 세포 사멸(apoptosis)을 유도하여 세포 사멸을 촉진하며 종양의 혈관 형성을 방해하여 성장을 제한하는데 도움을 줄 수 있다고 했다.

오메가3 지방산은 염증 관련 유전자의 발현을 조절하여 암 진행을 억제해 준다. 특히 NF-κB 경로를 억제하여 염증 반응을 감소시켜준다. 유방암 중 호르몬 수용체 양성 유형에서, 오메가3는 에스트로겐 대사를 조절하여 암 성장을 억제할 수 있으며 들깨의 오메가3 지방산은 유방암 세포의 침윤과 전이를 억제하는 것으로 나타났다. 이는 세포 외 기질 분해 효소의 활성을 감소시키는 것과 관련이 있는 것으로 알려져 있다.

일부 연구에서는 오메가3 지방산이 화학요법 약물의 효과를 증진시키고 부작용을 감소시킬 수 있다고 보고되어 있기도 하다.

참고문헌
Journal of Nutritional Biochemistry (2018년 1월호) 게재 논문 : 캐나다 구엘프대학 데이비드 W. L. 마 교수 연구팀의 연구로, 오메가-3 다불포화지방산이 유방종양의 발생을 직접적으로 억제하는 효과를 보고했다.

중국 저장대 연구 결과:오메가3 지방산 섭취 그룹이 그렇지 않은 그룹보다 유방암 발병률이 14% 낮았다는 결과를 보고했다.

독일 쥐리히대 연구 결과: 오메가3를 꾸준히 섭취하는 사람일수록 암 발생 위험이 낮다는 결과를 보고했다.

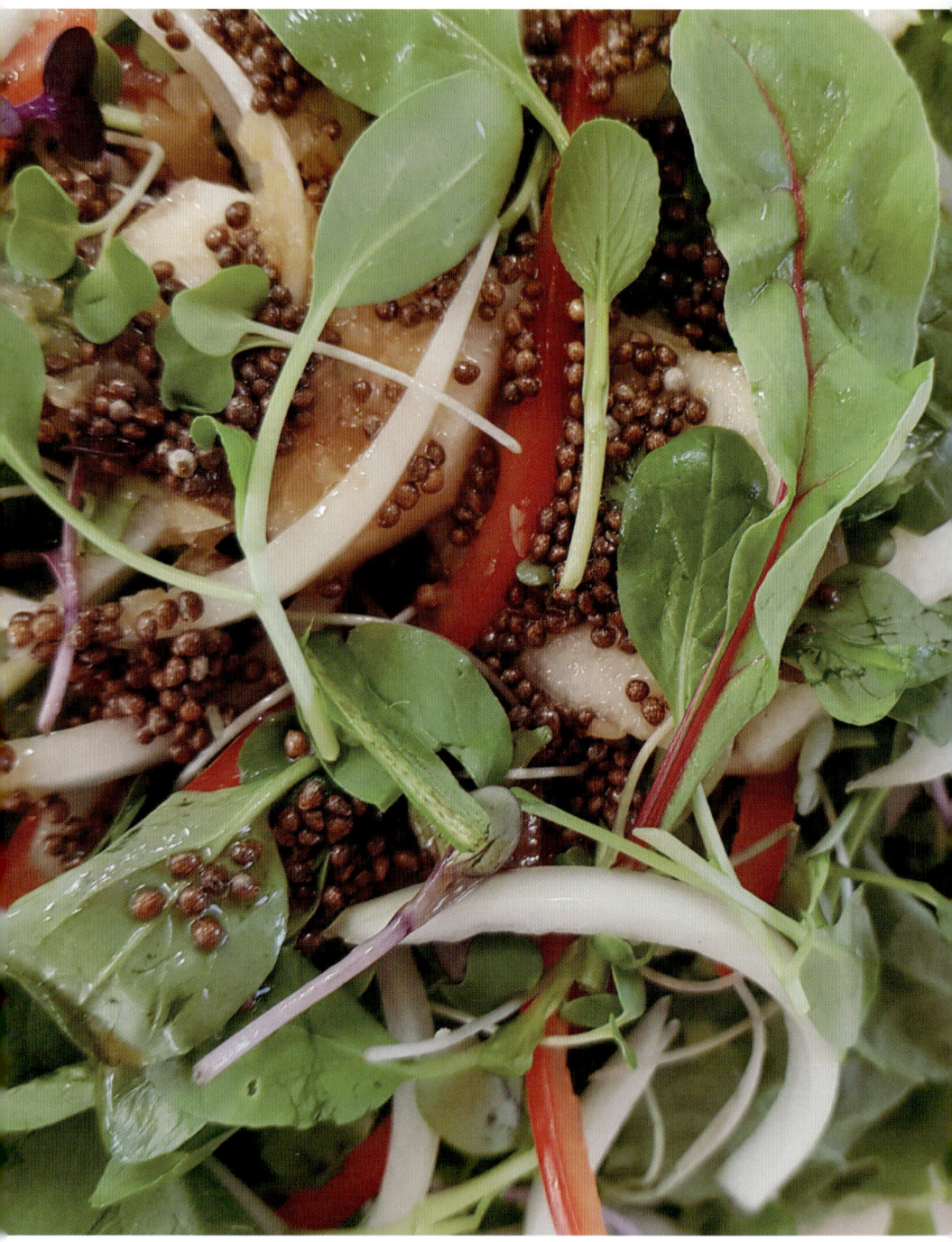

❽ 유방암에 좋은 통들깨드레싱 샐러드

재료

잎채소 100g, 베이비채소 약간, 배 ½개, 빨강 파프리카 ½개, 양파 ½개 채썬다

통들깨 샐러드 드레싱

간장 1T, 메실엑기스 2T, 아가베시럽 1T, 자연발효사과식초 2T, 생들기름 2T, 통들깨 3T, 레몬즙 2T, 마늘 1/2t

조리방법

1. 잎채소를 먹기 좋은 크기로 손으로 뜯어 놓고 베이비 채소를 섞는다
2. 양파와 파프리카를 채썰어 둔다
3. 배를 먹기 좋은 크기로 나박썰기한다
4. 샐러드소스에 있는 재료를 모두 섞어 드레싱소스를 만들어 놓는다
5. 접시에 준비해둔 채소를 담고 드레싱을 얹어 먹는다.

요리효능과 조리포인트

일반적으로 깨를 볶거나 들기름을 짤 때 200°C 이상에서 10분 이상 볶는데 이렇게 하면 들깨의 오메가3는 대부분 파괴되고 거피를 할 경우에는 껍질에 들은 항산화물질인 페놀성분이 거의 없어지기 때문에 통들깨로 이용하는 것이 가장 바람직하다. 볶을 시에는 80°C 이하로 요리에 쓰기 직전 살짝 볶아 쓰는 것이 가장 효과적이면서 고소하고 맛도 좋다. 생들깨로는 냉동시키면 1년이 넘도록 쓸 수 있지만 거피를 낸 것은 냉동실에서도 2개월 안에 소모하는 것이 건강에 바람직하다.

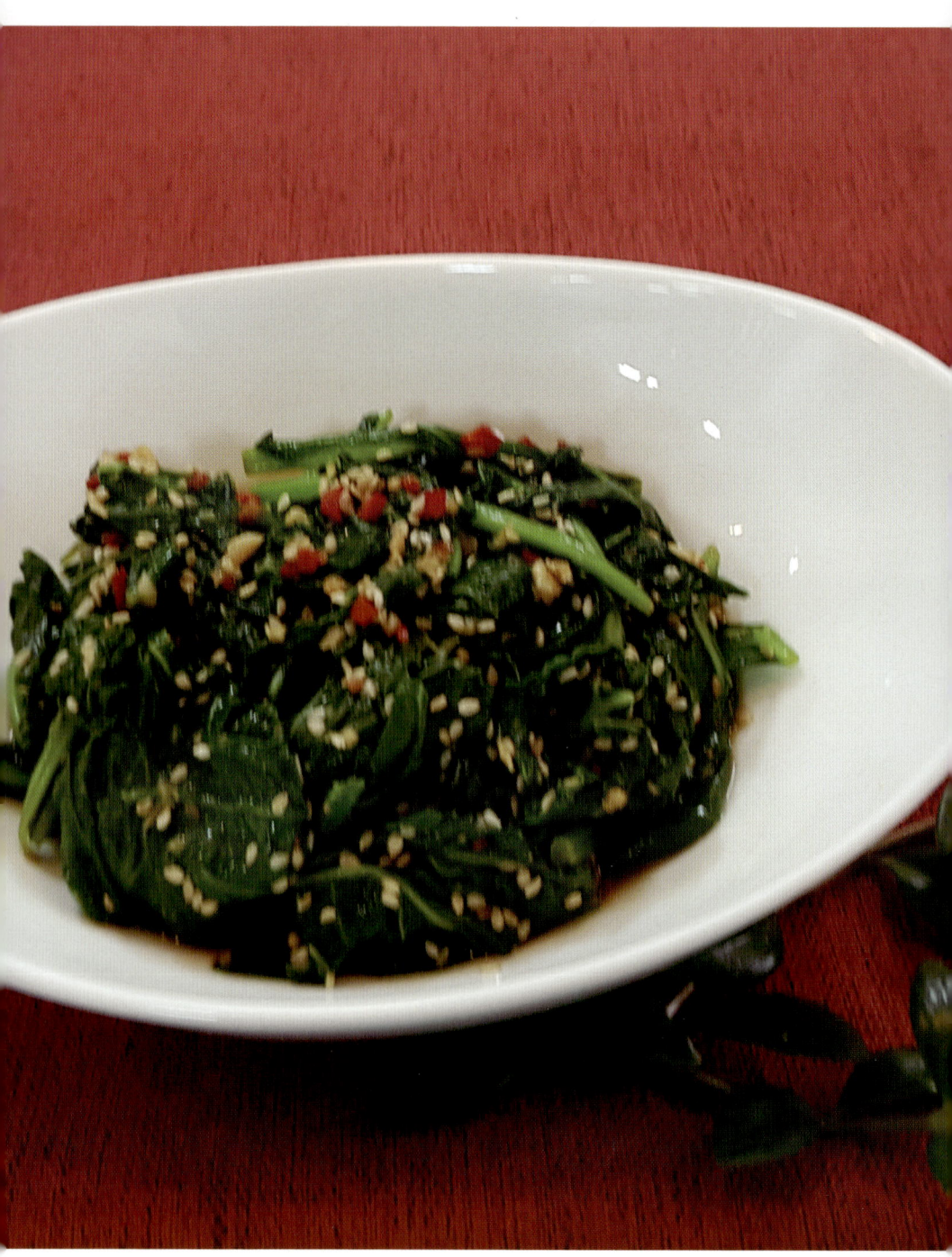

❾ 유방암과 간암에 좋은 케일나물볶음

유방암 예방에 있어서도 케일의 효과가 주목받고 있다. 2016년 '분자의학보고서'에 발표된 연구에서는 케일 추출물이 유방암 세포의 증식을 억제하고 세포 사멸을 유도한다는 결과가 나왔다. 이 연구는 케일 추출물이 유방암 세포의 증식과 사멸에 미치는 영향을 조사하기 위해 수행되었다.

케일 추출물은 세포 주기 조절 단백질의 발현을 변화시켜 세포 증식을 억제한다는 것을 알게 되었고 p53 경로의 활성화를 통해 세포 사멸을 유도했다. 이 연구는 케일이 유방암 세포의 성장을 억제하고 사멸을 유도하는 분자적 메커니즘을 밝혔다. 이 연구는 케일의 항암 효과에 대한 과학적 근거를 제시했으며, 향후 유방암 예방이나 보조 치료제 개발의 기초 자료로 활용될 수 있는 결과라고 했다. 특히 케일에 함유된 설포라판이라는 물질이 유방암 줄기세포의 성장을 막는 데 효과적인 것으로 나타났다.

재료

케일 400g, 현미간장 1T, 아가베시럽 2/3T, 고추가루 1T, 다진마늘 2t, 쪽파 2줄기, 깨소금 1T, 참기름 1/2T, 생들기름 1.5T

조리방법

1. 케일을 반으로 잘라 3등분 한 후 끓는 물에 30초간 데쳐 찬물에 담가 씻어 꼭 짜 놓는다
2. 생들기름을 뺀 모든 양념 재료를 넣어 조물 조물 무쳐준다

3. 프라이팬에 양념이 버무려진 케일을 넣고 중불에 2분정도 볶아준 후 생들기름을 넣어 마무리 한다

요리효능과 조리포인트

살짝 데친 케일은 소화 흡수력이 올라가 케일에 들어있는 성분을 섭취할 수 있는 좋은 방법이 된다. 많은 양의 케일 먹을 수 있는 방법이며 맛도 좋다. 생들기름은 기름을 짠 뒤 2주안에 먹으면 약이 되므로 조금씩 자주 짜거나 작은 병으로 사고 구입시 날짜를 보고 사는 것도 중요 포인트가 된다. 생들기름은 모든 요리가 끝난 후 넣는 것이 오메가3를 제대로 섭취하는 방법이다.

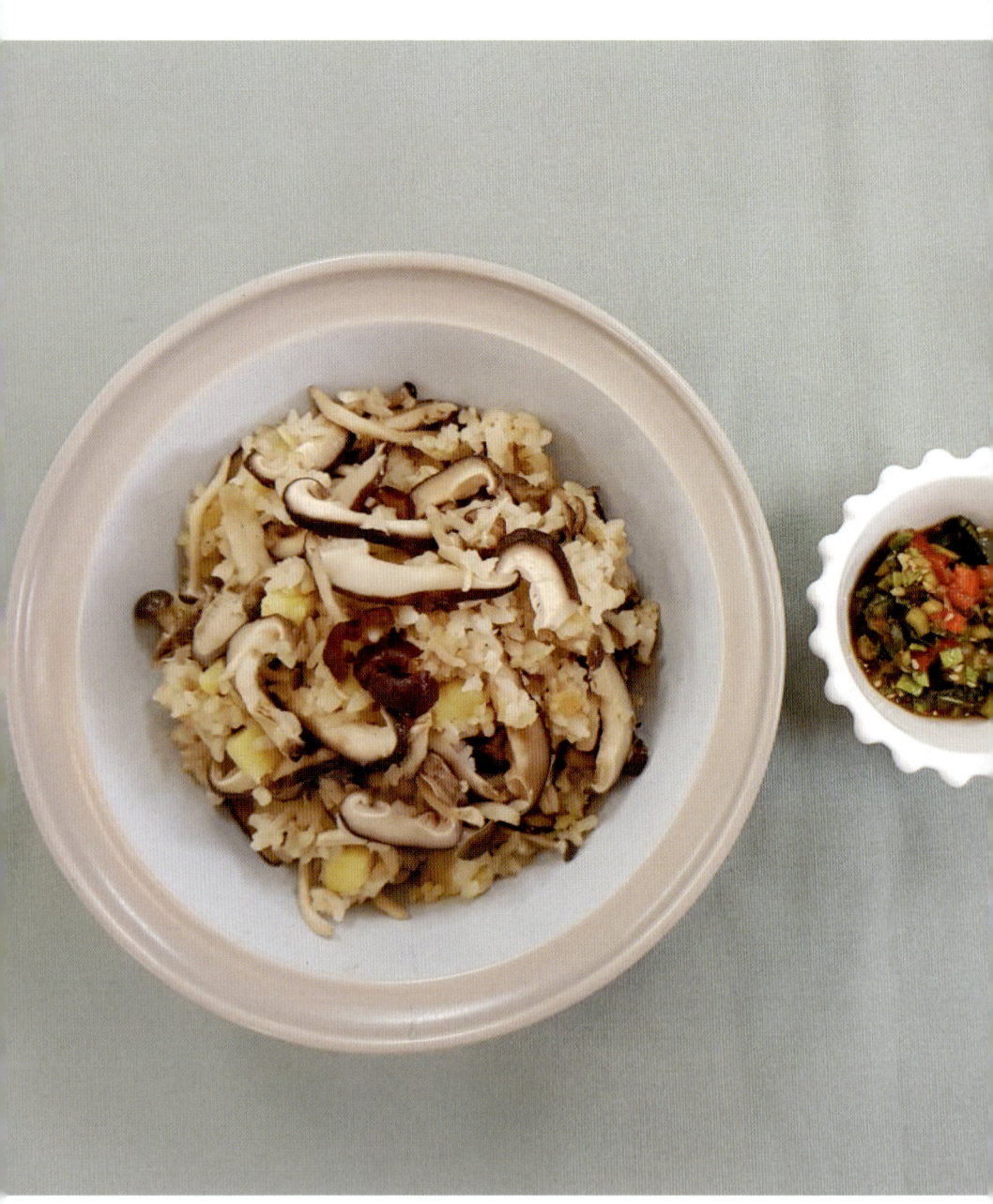

❿ 유방암에 좋은 표고버섯 면역밥

재료

쌀 1컵, 불린현미쌀 1컵, 표고버섯 10개, 마늘 3개, 고구마 반개, 대추 3개, 뿌리다시마 1쪽, 소금, 참기름약간

양념장

다진마늘 1/2T, 쪽파 1T, 깨소금 1T, 청양고추 1개, 국간장 2T, 아가베시럽 (1t), 참기름 1t, 생들기름 1T, 고추가루 1/2T

조리방법

1. 쌀을 씻어 불려놓는다, 현미쌀은 하루전에 불려 놓는다
2. 표고버섯은 채썰어 놓고 고구마는 깍둑썰기하고 대추는 씨를 빼고 채썰어 둔다
3. 평소보다 쌀의 물을 10% 적게 넣고 쌀을 앉힌 후 나머지 재료는 쌀 위에 얹져 밥을 한다

요리의 효능과 조리포인트

표고버섯을 이용한 감칠맛나는 버섯 비빔밥이다. 여러 반찬을 하는 수고를 줄이면서도 흰밥 먹는 것을 줄일 수 있고 고구마를 넣어 섬유질 뿐 아니라 구수하고 살짝 달큰함이 버섯의 맛을 내는데 보완을 해 아주 맛나는 밥이 된다.

면역을 올리는 방법으로 버섯류을 넣어 주식인 밥으로 자주 애용하면 바람직하다.

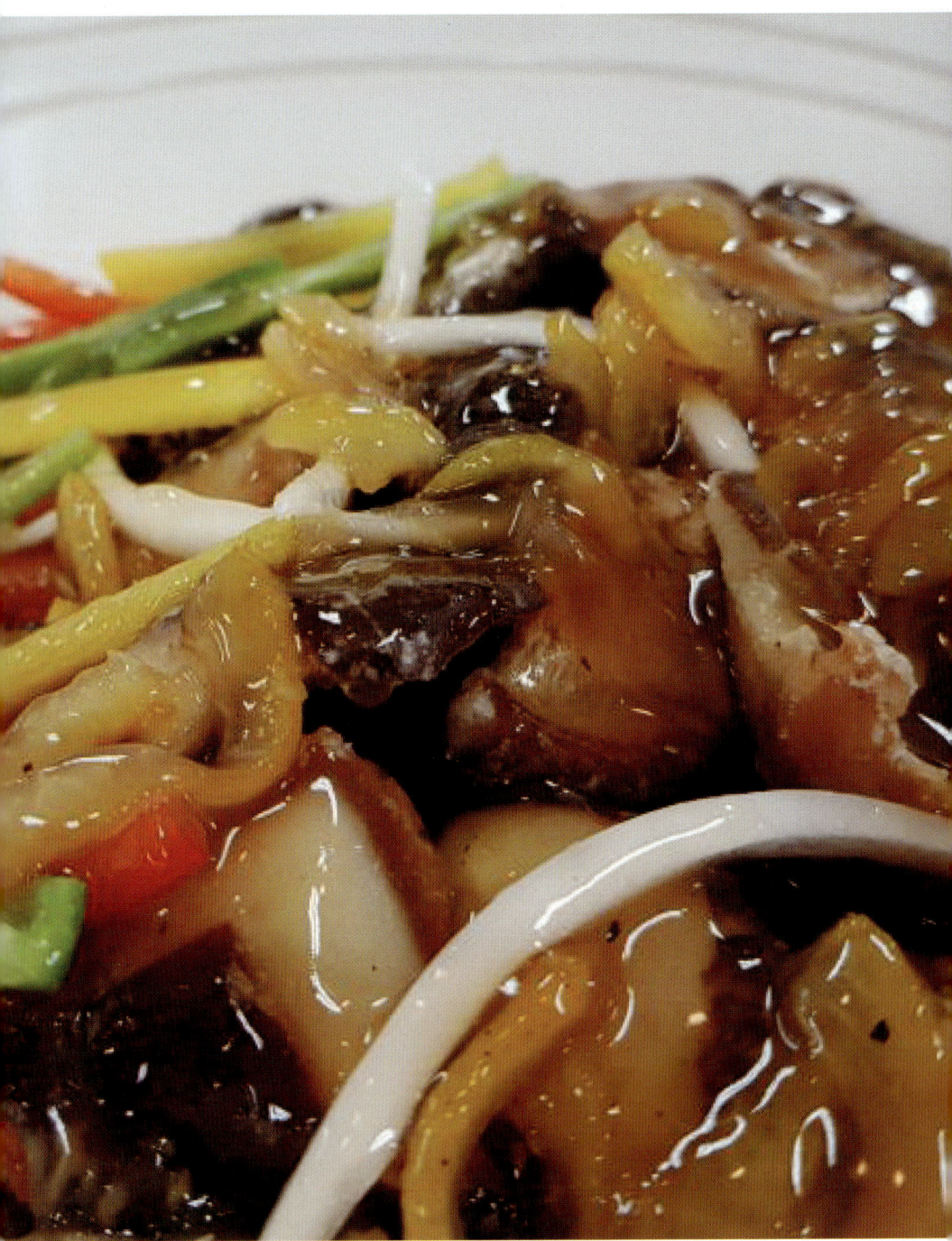

2) 자궁암

❶ 자궁암에 좋은 표고버섯유자청탕수

재료

표고버섯 10개, 양파 1/2개, 초록피망1/2개, 파프리카노랑,빨강 1/4개씩, 어린잎 약간, 달걀1개, 녹말가루1컵, 간장 1T, 참기름, 소금, 후추, 포도씨유 3T

소스

물2컵, 녹말가루 2T, 간장 2t, 식초2T, 유자청 2T, 아가베 1T, 참기름, 소금약간, 후추
1. 녹말과 후추를 뺀 나머지 재료들과 유자청을 넣고 끓인다.
2. 끓으면 녹말 가루를 풀어 걸쭉하게 만든다.

조리방법

1. 표고버섯은 마른 것으로 쓸 때는 설탕을 넣은 물에 충분히 불린 후 쓰고, 생표고는 그대로 쓰면 된다. 기둥을 자르고 큰 것은 6등분, 중간크기는 4등분으로 잘라 간장과 참기름에 무쳐 놓는다.
2. 채소는 얇게 채 썰어 달군 팬에 살짝만 볶는다.
3. 표고버섯은 녹말가루에 무쳐 달걀물을 살짝 입히고 포도씨유를 160도 정도(중불)로 달군 팬에서 뚜껑을 닫고 3~5분 정도 튀기다가 뚜껑을 열어 뒤집어 2~3분 더 튀겨낸다.
5. 접시에 채소와 함께 담고 소스를 뿌려 먹는다.

요리의 효능과 조리포인트

표고버섯을 탕수로하면 고기맛이 나고 건강도 챙길 수 있게 된다. 고기는 높은 온도에서 튀기게되면 단백질 변성으로 인해 발암물질인 나이트로소아민화가 일어날 수 있는데 표고버섯을 이용하면 쫄깃하고 감칠맛을 내는 구아닐산맛으로 고기탕수 못 지않는 탕수 재료가 된다. 유자청을 이용하여 탕수소스를 만들면 산뜻하고 시트러스산까지 섭취할 수 있어 면역도 올리고 항암에 지켜 나른해진 체력에 활력을 더해 줄 음식이다.

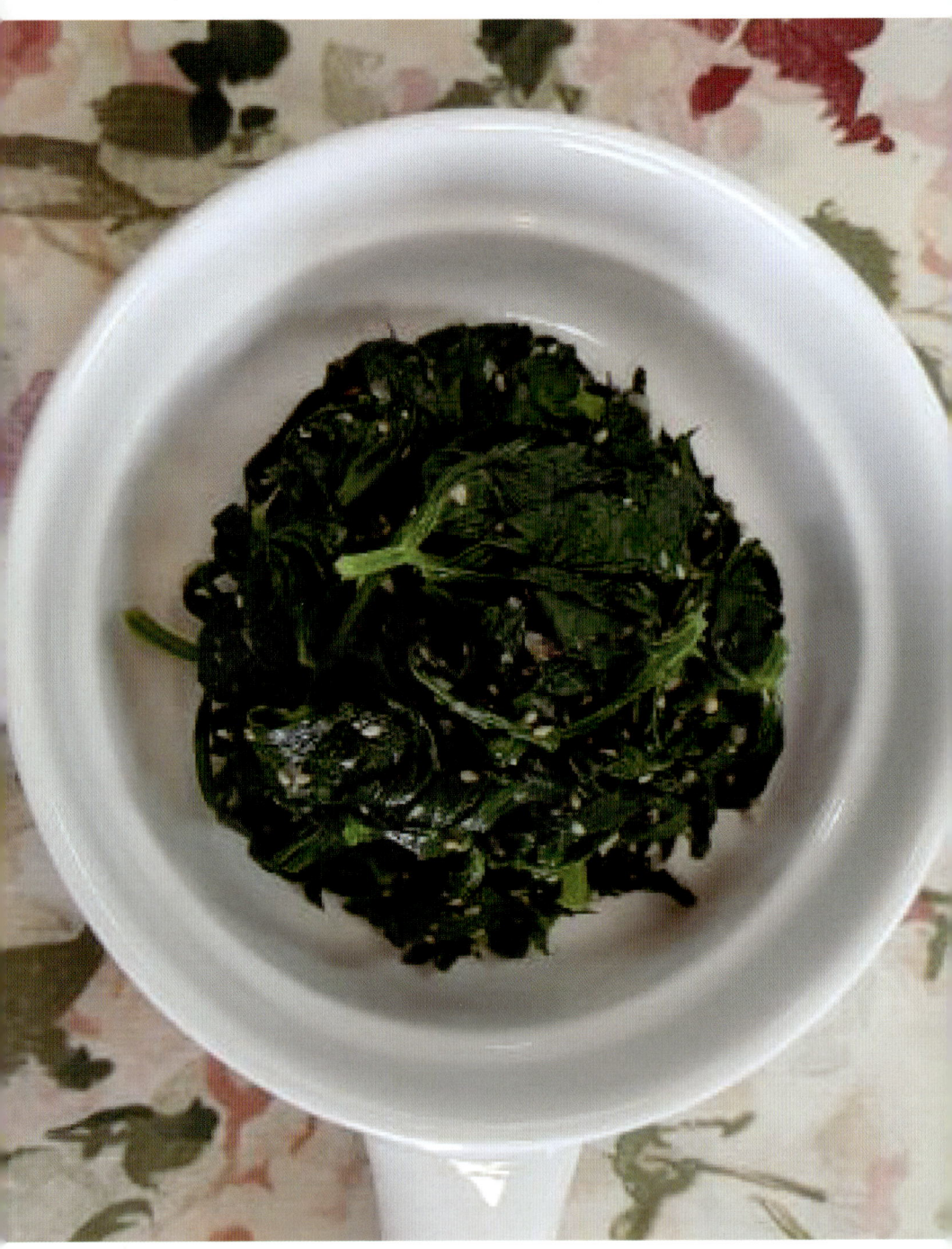

❷ 자궁암에 좋은 셀러리잎 나물

재료
셀러리잎 200g, 소금 1/3t, 다진마늘 1t, 깨소금 1T, 참기름 1T

조리방법
1. 셀러리잎을 끓는 물에 살짝데쳐 찬물에 5분 정도 담구어 두었다가 꼭 짜 놓는다.
2. 나머지 양념을 넣어 조물조물 무쳐 먹는다.

요리의 효능과 조리포인트
셀러리의 잎은 줄기보다 약리효능이 2배가 높지만 대체적으로 줄기만 쓰고 아깝게 버리게 된다. 이파리는 향이 더 진하고 약간의 쓴 맛이 있어 뒤로 밀렸지만 이젠 셀러리잎도 효능 좋은 나물반찬으로 승급시켜 보자.

셀러리잎을 데쳐서 찬물에 헹구어 약 5분 정도 물에 담구어 놓으면 쓴맛이 약간 빠진다. 더운 날씨로 잃은 입맛을 돋우어주는 쌉살한 맛은 기름과 만나면 아주 잘 어울리고 맛있게 먹을 수 있게 된다.

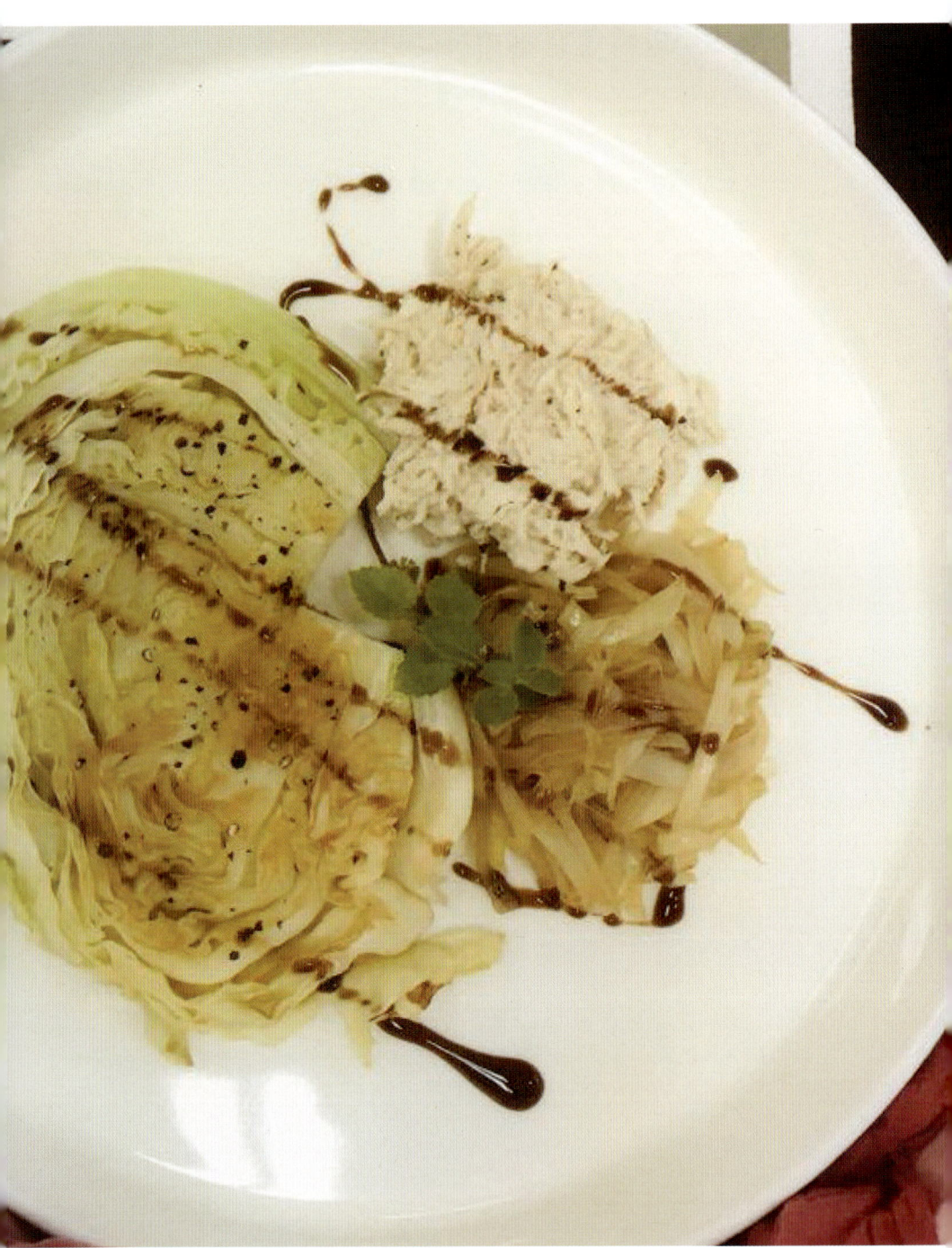

3) 위암

❶ 위암에 도움이 되는 양배추스테이크

재료

양파 3개(600g), 양배추-통 길이대로 1cm두께로 스테이크 모양으로 썬다.
닭가슴살 1쪽), 캐슈넛소스 3T), 발사믹글래이즈 약간), 포도씨유), 소금약간
캐슈넛 100cc+물 70cc), 아가베시럽 1t), 올리브오일 1/2T), 코코넛오일 2t

조리방법

1. 양파는 굵은채로 썰고, 양배추는 통째 세로로 1cm 두께로 썰어둔다.
2. 달구어놓은 프라이펜에 포도씨유를 두르고 양파를 소금약간 뿌리면서 볶아낸 후,
3. 썰어놓은 양배추를 소금약간 뿌리면서 스테이크처럼 앞뒤로 노릇하게 구워준다.
4. 닭가슴살은 익힌 후 잘게 찢어서 소스에 무쳐서 구운양배추와 볶은 양파와 함께 접시에 담아낸다. 캐슈넛과 모든 재료를 넣고 곱게 갈아준다.

요리의 효능과 조리포인트

양배추와 고단백질인 닭가슴살과 건강에 좋은 견과류를 이용해 항암과 면역을 올릴 수 있는 요리이다.
자칫 환자식이가 무덤덤할 수 있는데 맛으로나 효능뿐 아니라 비주얼로도 자신이 대접받는 느낌을 충분히 받을 수 있는 요리이다.

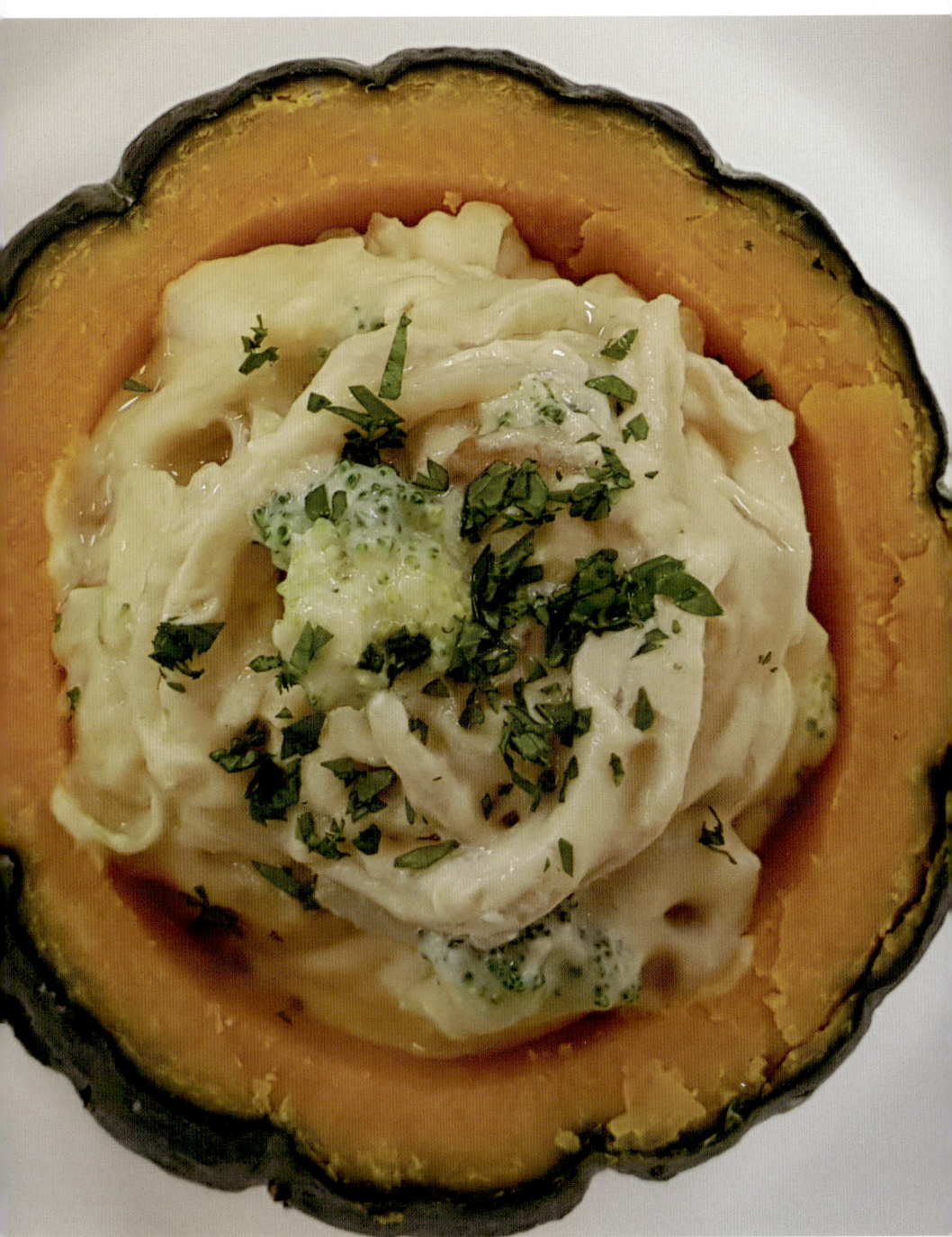

❷ 위암에 좋은 단호박 빠네

재료

단호박 1개, 현미파스타면 100g, 마늘 5개, 양파 70g, 브로콜리 꽃 50g
포도씨유 약간, 소금 약간, 바질또는 파슬리 약간, 후추 약간

소스

삶은병아리콩 1컵, 익힌 단호박 100g, 캐쉬넛1컵+물140cc, 아가베시럽 2t
올리브오일 1T, 코코넛오일 20cc, 마늘 1~2개, 잣 1t, 소금 1t, 물 300~350cc

조리방법

1. 병아리콩을 하루전에 불려 중약불로 50분정도 삶아 놓는다.
2. 단호박을 중불로 스팀오르고 20분정도 찐 후 뚜껑을 잘 자른 후 준비해둔다.
3. 현미파스타면을 끓는 물에 약 20초간 데친 후 찬물에 헹구어 놓는다.
4. 통마늘을 슬라이스하여 포도씨유에 마늘기름을 만든다.
5. 마늘기름에 양파를 넣어 익힌 후 소스를 넣어 섞어주고 브로콜리를 넣어 약한불로 살짝 익혀준다.
6. 만들어진 소스에 삶은 현미파스타면을 넣어 잘 섞어준다.
7. 잘 섞어준 현미파스타를 단호박에 넣어 접시에 담아 바질이나 파슬리를 뿌려 내고 후추가루를 약간 넣어 먹는다. 소스의 모든 재료를 넣고 믹서기에 곱게 갈아준다.

요리의 효능과 조리포인트

단호박의 속을 파내고 현미파스타면을 소스에 비벼 넣으면 아주 훌륭한 비쥬얼과 맛이 일품이다. 역시 지용성인 캐로티노이드의 흡수를 올릴 수 있도록 오일류와 견과류를 갈아 소스를 만들었다. 입맛이 떨어지고 체력이 저하된 분들에게 원기를 보충해주고 기운을 나게하며 기분전환도 해주는 요리이다.

단호박을 찔 때는 꼭지가 밑으로 가게해서 쪄야 같은 시간에 아래위가 고르게 잘 익는다. 뚜껑을 자를 때는 약 1/3 지점까지 잘라주어야 속을 파내기도 좋고 파스타면을 넣기가 좋다.

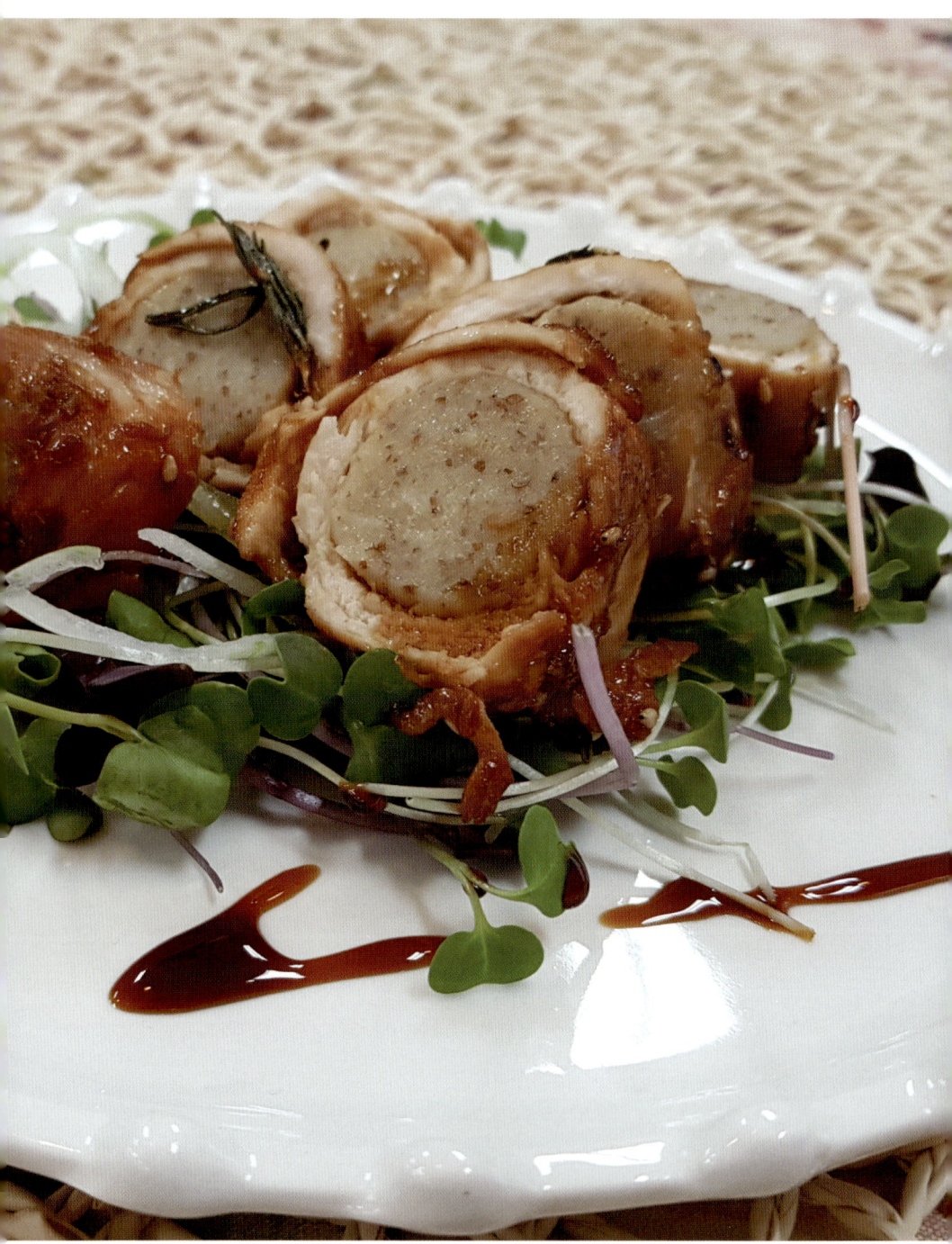

❸ 위암에 좋은 닭가슴살 떡갈비

재료
닭가슴살 2개, 가래떡 300g, 베이비채소 70g, 양파 1/2개
발사믹글레이즈 약간(닭가슴살 셀러리양파볶음 만드는법 참고)

조림 양념
간장 1.5T, 아가베시럽1/2T, 청주 2T
다진생강 1t, 다진마늘 1T
다진파 2T (선택-로즈마리 8~10줄기), 물 3T
참기름 1t, 생들기름 1T, 통깨 1/3t

조리방법
1. 닭가슴살을 얇고 균일하게 가로로 포를 떠서 청주생강즙에 10분~15분 재워 놓는다.
2. 가래떡도 뜨거운 물에 살짝 데쳐 말랑하게 한다.
3. 양념한 닭고기를 넓게 펴고 가래떡에 전분을 묻혀 가운데 넣고 말아 팬에 조림양념을 넣고 끓기 시작하면 굴려가며 지지다 닭고기가 익으면 참기름과 생들기름, 통깨를 뿌려낸다.
4. 완성 접시에 베이비채소와 채썬 양파채와 섞어 담고 떡갈비를 먹기 좋게 잘라 가지런히 썰어 얹진 후 발사믹글레이즈를 뿌려 완성한다.

요리의 효능과 조리포인트
퍽퍽한 닭가슴살을 쫄깃한 떡을 말아넣어 맛과 식감을 모두 올린 요리이다. 부족한 채소를 영양이 풍부한 베이비채소를 접시에 깔아 함께 먹도록 했다. 고기를 저밀 때 살짝 얼리면 포를 뜨기가 좋다. 고기가 너무 두꺼우면 조리면서 분리될수 있으니 부드럽게 말릴 수 있을 정도의 얇기로 포를 뜨면 좋다.

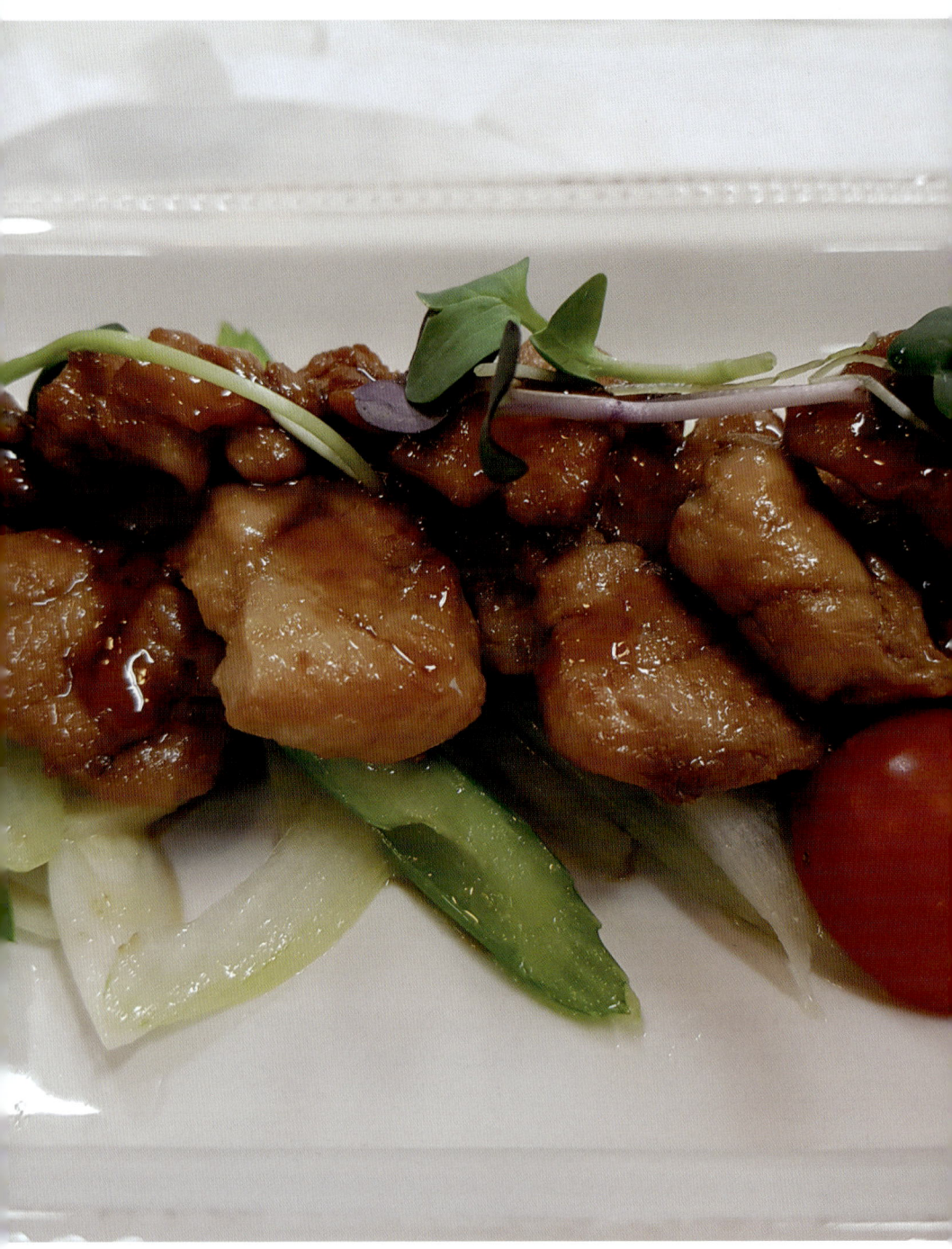

❹ 위암에 좋은 닭가슴살 셀러리양파볶음

재료

닭가슴살 2개 300g, 양파 1개, 셀러리 2대, 방울토마토 3개, 어린잎 약간
포도씨유 2T, 청주 3T, 간장 1T, 참기름 약간, 생들기름 1T

발사믹글레이즈 소스

발사믹소스 5T, 아가베 2.5T

조리방법

1. 닭가슴살을 도톰하게 썰어 간장1T, 청주 1T에 재워 놓는다.
2. 프라이팬에 포도씨유를 넣고 닭가슴살을 넣어 겉면이 익으면 청주 2T를 넣고 졸여 지면 생들기름으로 마무리하여 꺼내 놓고,
3. 다른팬에 포도씨유 1T를 넣고 양파채와 어슷 썰어놓은 셀러리를 넣고 소금을 살짝 뿌려주며 볶아준 후 참기름으로 마무리한다.
4. 발사믹에 아가베를 넣고 졸여 소스를 끈적하게 만들어 둔다.
5. 접시에 볶아진 채소를 담고 그 위에 닭가슴살을 올린다.
6. 닭가슴살위에 발사믹소스를 뿌려주고 어린잎과 방울토마토로 장식을 한다.

요리의 효능과 조리포인트

염증을 없애는 효능과 냄새를 잡아주는 건강에 좋은 셀러리를 썼고, 닭고기 특유의 냄새를 없애기 위해 닭가슴살을 볶다가 청주를 넣어 볶아 닭의 누린내를 없애주고 맛도 더해주었다. 만드는 방법도 간단하면서 요리로 내어놓기에 보기도 좋고 발사믹소스를 뿌려 한층 맛을 어우러지게 했다.

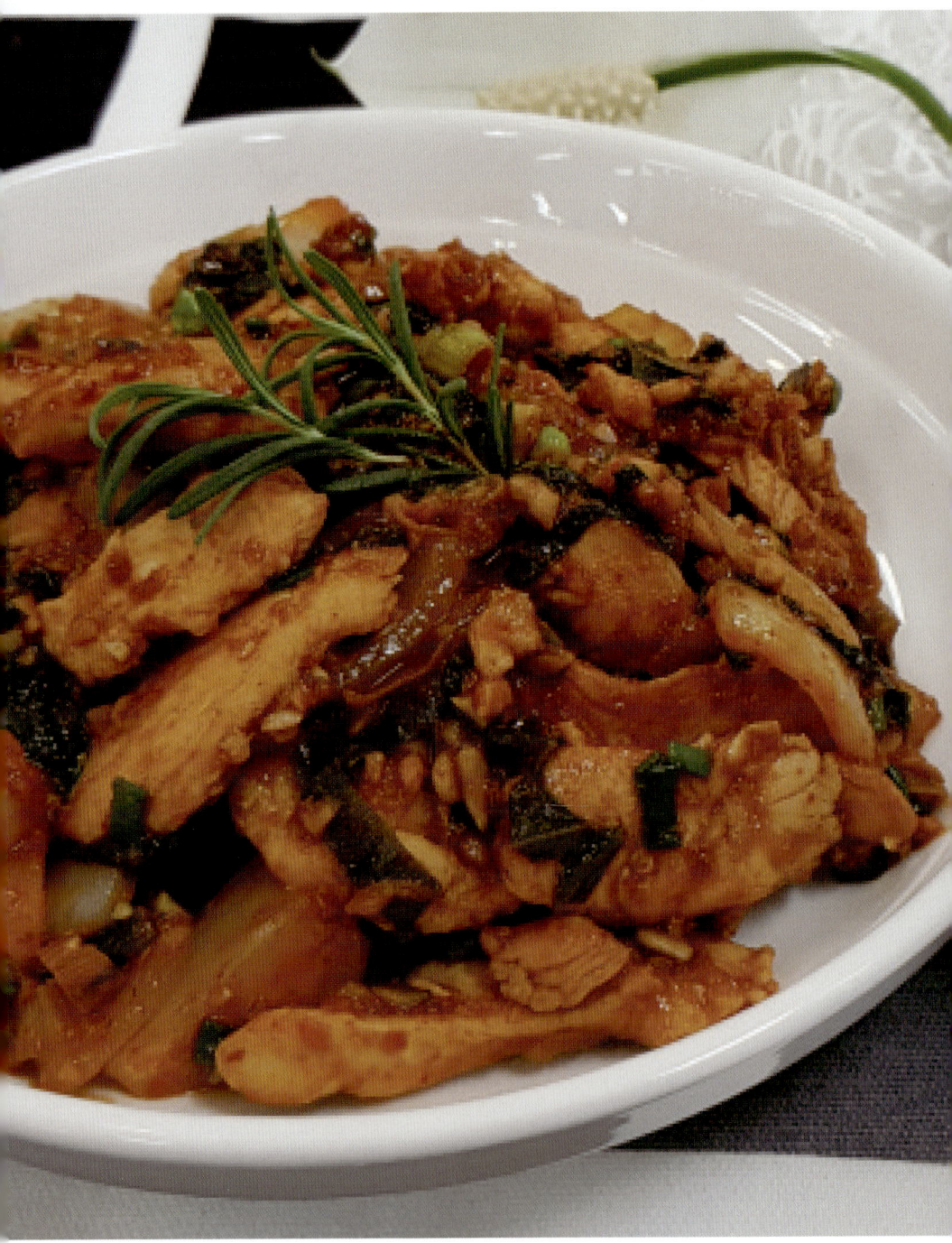

❺ 고추장닭가슴살조림

재료

닭가슴살 2개 300g, 대파 1대, 양파 300g, 포도씨유 1T, 청주 1T, 다진마늘 1T 깻잎 10장, 굵게 갈은 견과류 2T, 참기름 약간, 생들기름 1T

양념소스

현미간장 1t, 아가베 1T, 고추가루 1T, 메실액기스 1T, 다진마늘 1T
고추장 1.5T, 생강즙 1t

조리방법

1. 닭가슴살을 먹기좋은 크기로 썰어 청주,소금에 재워둔다.
2. 팬에 포도씨유를 두르고 송송 썬 대파 흰부분을 볶다가 다진마늘을 넣고 향을 낸 후 닭가슴살을 넣고 볶아준다.
3. 닭가슴살에 청주 1T를 넣은 후 양파를 넣고 볶다가 양념소스를 넣고 잘 어우러지게 섞어가며 볶는다.
4. 푸른잎 쪽 다진 대파와 깻잎을 넣고 살짝 마무리한 후 불을 끄고 참기름과 생들기름, 통깨, 굵게갈은 견과류를 넣어 마무리 한다.

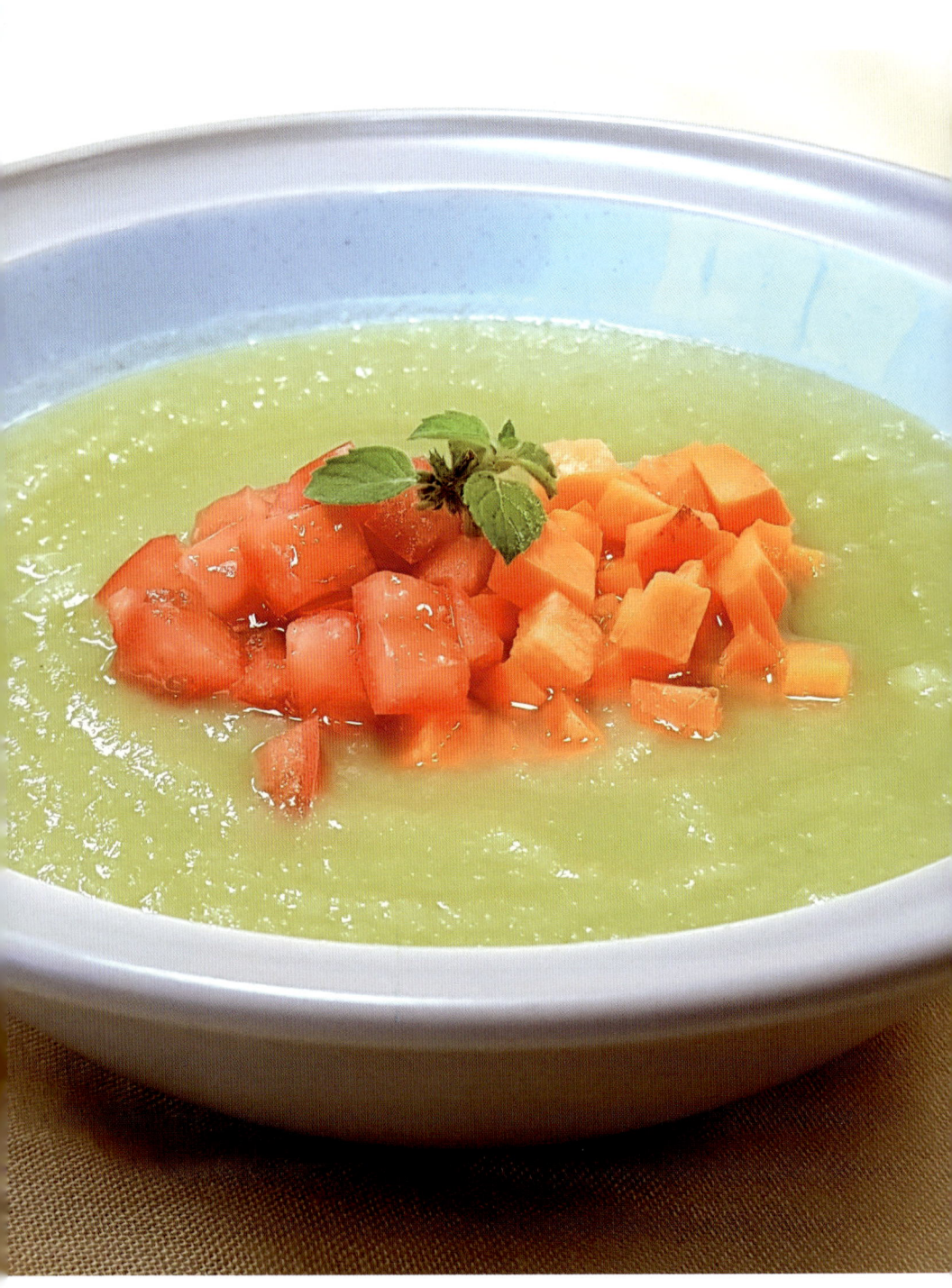

4) 폐암

❶ 폐암에 도움이 되는 양배추병아리콩 수프

재료

병아리콩 ½컵 (또는 완두콩 1컵)
양배추 500g- 양배추를 씻어서 채썬다.
당근 50g- 사방 0.5cm로 깍둑썰기한다.
토마토 100g-사방 1cm로 깍둑썰기한다.
물 2컵, 소금 약간

조리방법

1. 병아리콩 ½컵에 물 2컵넣고 6시간 이상 불려서 약불로 30~40분간 포근포근하게 삶아놓는다 (완두콩일 경우는 삶는다).
2. 양배추를 씻어서 채썰어 10분간 두었다가 물 2컵을 넣고 살짝 익혀준다.
3. 익힌 양배추에 삶아진 병아리콩을 넣어 믹서기에 함께 곱게 갈아준다.
4. 토마토와 당근은 깍둑썰기하여 따로 냄비에 익혔다가 2의 수프에 올려서 담아 먹는다.

요리의 효능과 조리포인트

양배추의 항암 효능뿐만 아니라 칼슘과 단백질이 많이 들어있는 병아리콩을 이용해 입맛없고 소화가 어려운 환자들이 식사로도 이용할 수 있는 요리이다.
양배추는 썰어서 10분간 두었다 요리를 해야 글루코시노레이트라는 유기화합물이 미로시나아제(myrosinase) 효소 작용으로 인돌계열 성분을 이끌어내 효능을 최대화 할 수 있다.

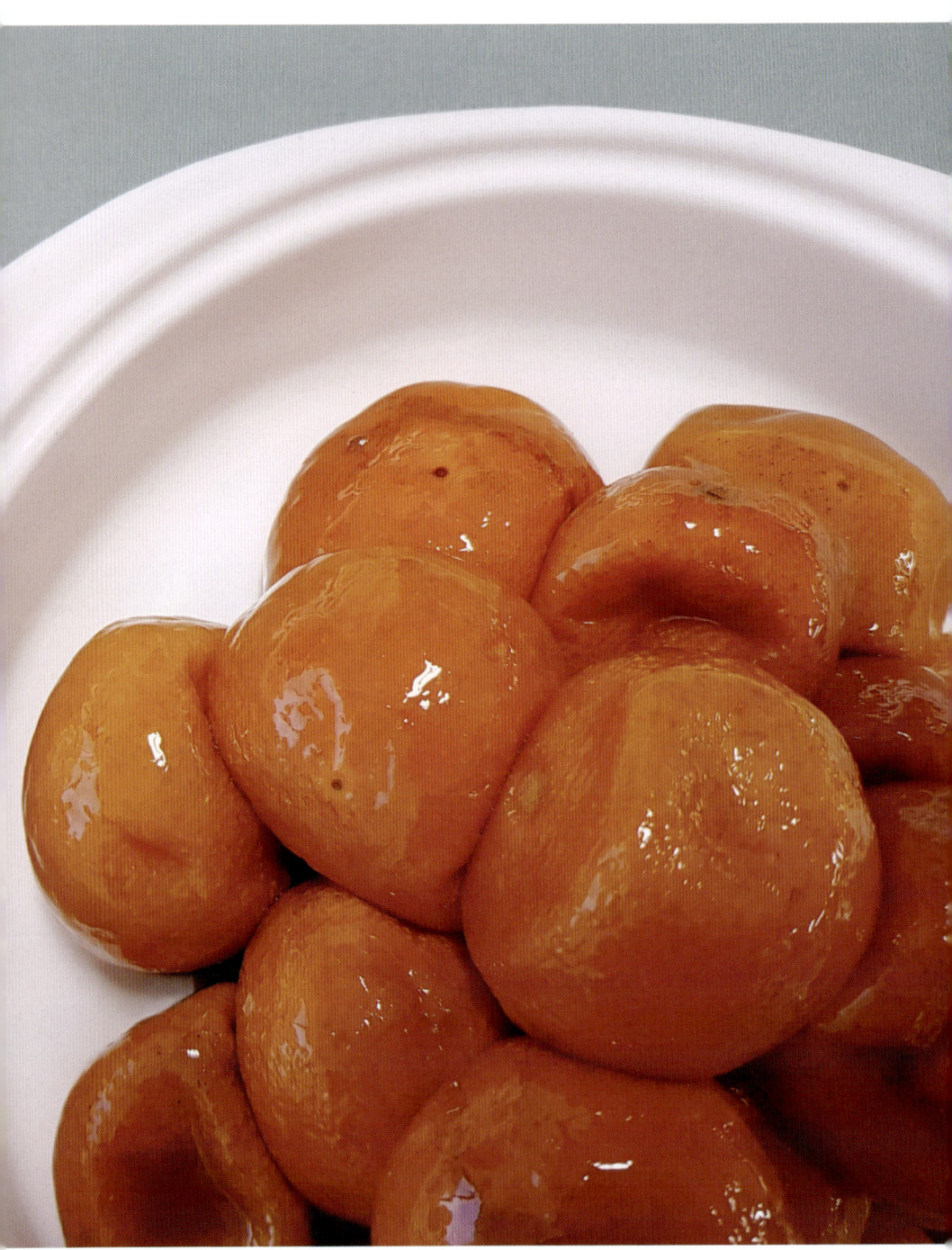

❷ 폐암에 좋은 귤조림

재료
유기농 귤 1.5kg, 정수물 150ml, 유기농원당 1/2컵

조리방법
1. 유기농귤을 깨끗이 씻어 꼭지를 떼어낸다.
2. 냄비에 귤을 담고 물 150ml 넣은 후 중약불로 40분간 은근히 조린다.
3. 유기농원당을 넣어 10분정도 더 조리면서 뒤집어주며 윤기나게 조린다.

요리의 효능과 조리포인트
귤껍질을 은근히 졸여주면 독성을 줄이면서 심혈관과 폐암에 좋은 약이되는 맛있는 간식거리가 된다.

조리면서 나오는 귤 자체의 당분 때문에 설탕을 많이 넣지 않아도 맛이 좋은 귤조림이 된다. 흔히 버려지는 아까운 귤껍질을 버리지 않고 약성을 이용할 수 있는 아주 멋지고 좋은 요리이다.

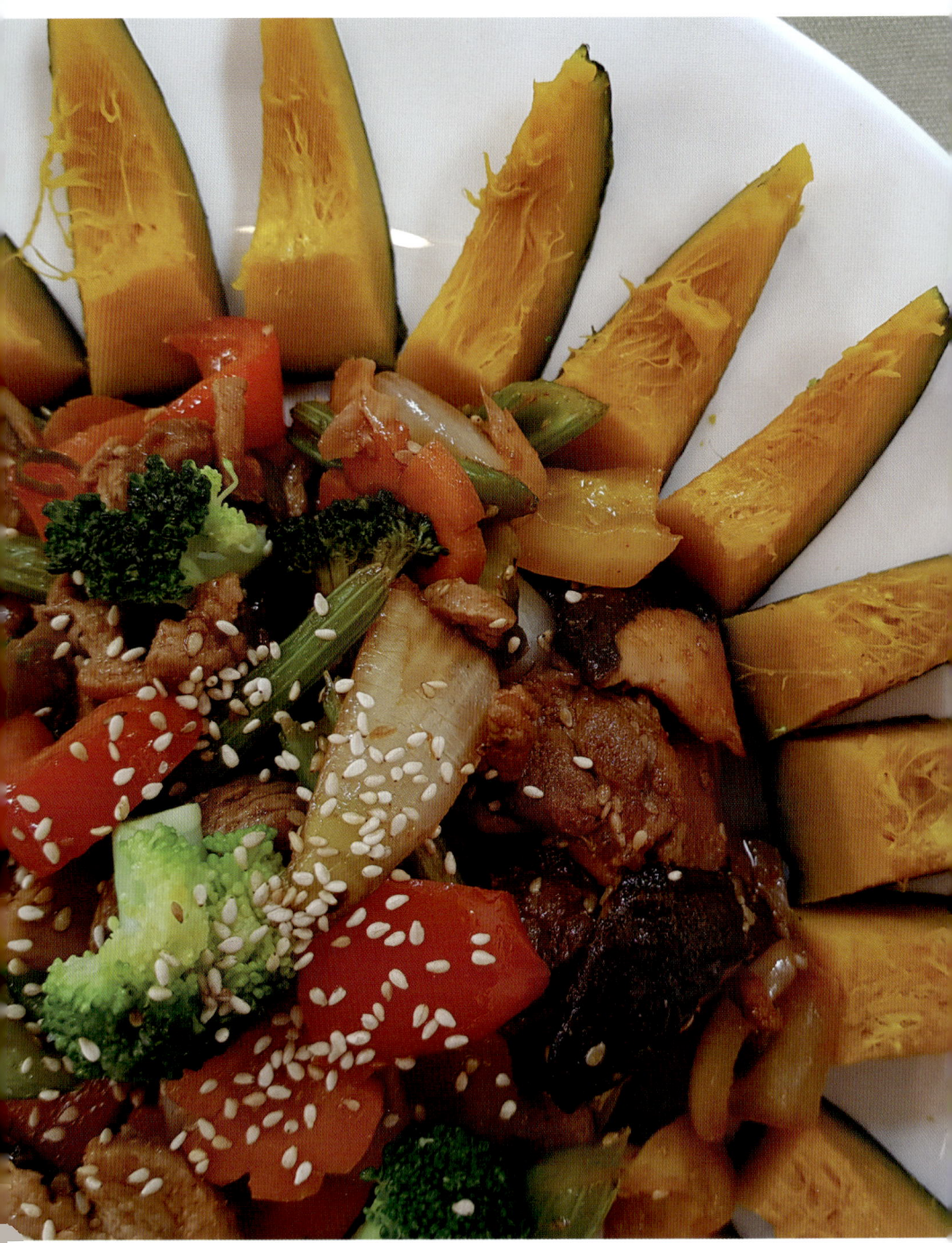

❸ 폐암에 좋은 단호박매콤오리채소볶음

재료

찐단호박 1개, 오리 슬라이스 500g, 마늘 5개, 양파 150g, 당근 ½개
표고버섯 5개, 새송이버섯 1개, 빨강·노랑 파프리카 ½개씩, 브로콜리꽃 ½개 50g
셀러리 100g, 참기름 1t, 생들기름 1T, 통깨

간장소스

간장 3T+ 아가베 1T+ 다진청양고추 2개
고춧가루2T, 생강가루 약간, 후추 약간

조리방법

1. 단호박은 20분간 쪄서 잘 익었으면 꽃모양으로 잘라놓는다.
2. 채소와 버섯을 먹기좋은 크기로 잘라놓는다.
3. 프라이팬에 오리고기를 볶다가 슬라이스한 마늘을 넣고 좀 더 익혀주다 간장양념을 약간 넣고 약불로 볶다가 꺼내 놓고
4. 양파→버섯→당근→볶아놓은 오리고기→브로콜리→셀러리→파프리카 순서로 간장소스를 넣어가면서 볶아주면서 고춧가루와 생강가루를 매콤하게 볶아준다.
5. 불을 끄고 후춧가루, 참기름,통깨로 마무한다.
6. 접시에 담고 통깨를 뿌리고 단호박을 꽃모양으로 담은 접시 중앙에 볶아진 재료를 얹어 모양을 낸다.

요리의 효능과 조리포인트

복합 단수화물과 단백질, 채소와 버섯이 어울어져 영양의 밸런스가 좋고 매콤하여 원푸드 식사로 아주 좋은 요리가 된다. 단호박에 부족한 단백질과 카로티노이드성분 흡수를 올리는 지방이 적절하게 배합되어 건강식이라고 할 수 있다. 하지만 오리는 너무 많은 지방을 함유하고 있으므로 칼로리가 너무 높아지고 일부 포화지방산도 섭취하게되는 것을 막기위해 오리의 지방 부분은 제거하는 것이 바람직하다.
호박을 찔 때 포근포근 맛있게 찌려면 찌는 시간을 너무 길게하면 질척거리고 맛이 반감되니 젓가락으로 찔러보아 빡빡하게 들어갈 때 꺼내는 것이 좋다.

폐암과 관련해서도 긍정적인 연구 결과가 있다. 2018년 '영양과 암' 저널에 게재된 연구에 따르면, 케일을 포함한 십자화과 채소의 섭취가 폐암 발병 위험을 최대 32%까지 낮출 수 있다고 한다. 이는 케일에 함유된 항산화 물질들이 폐 조직을 보호하고 발암 물질의 활성화를 억제하기 때문으로 해석된다.

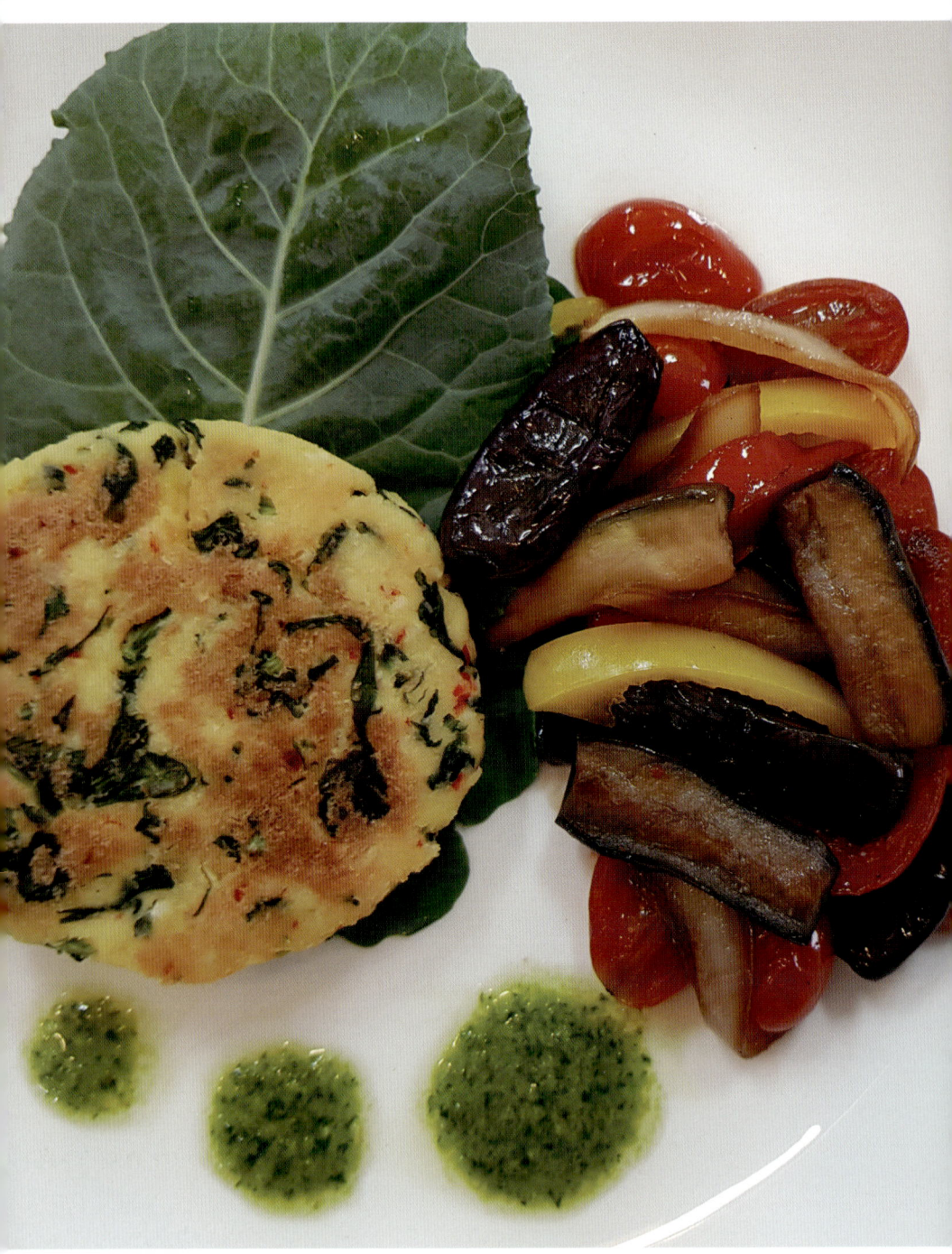

❹ 폐암에 좋은 케일두부스테이크

재료

케일 11장, 두부 1모, 달걀2개, 아몬드파우더 2T, 붉은고추 1개

가지 1개, 빨강파프리카 1/2개, 방울토마토 10개, 양파 ½개, 다진마늘 1T

현미간장 2t, 소금 약간, 포도씨오일 1T

조리방법

1, 케일을 잘 씻어 10장을 살짝 데친 후 찬물에 행구어 꼭 짜서 1cm로 썰어 놓는다.

2. 두부는 꼭 짜서 물기를 빼고 소금을 1/2t 넣고 곱게 으깨 놓는다.

3. 가지는 5cm길이로 길게 잘라 소금에 절여 놓고,

4. 양파와 파프리카는 굵은 채로 썰고 방울토마토는 반으로 잘라 놓는다.

5. 볼에 으깬 두부와 다진마늘, 썰어놓은 케일,달걀,,다진 붉은고추, 아몬드파우더를 넣고 동그랗게 패티를 만들어 프라이팬에 익혀 낸다.

6. 프라이팬에 포도씨오일을 넣고 양파를 볶다가 가지와 파프리카를 볶다가 간장과 방울토마토를 넣어 볶아준다.

7. 접시에 채소볶은것을 담고 케일잎 한장을 얹은 후 케일 위에 구워놓은 두부패티를 올린다.

요리의 효능과 조리포인트

두부의 식물성 에스트로겐의 효과로 호르몬계열의 질병이 있을 때 케일의 I3C인 인돌3카비놀 성분이 균형을 맞추어주어 여성 건강의 효과를 주는 방법으로 조리를 했다.

또한 케일의 칼슘과 두부의 단백질이 만나 골밀도를 올려주고 지용성 성분인 카로티노이드 흡수력을 올릴 수 있는 요리이다.

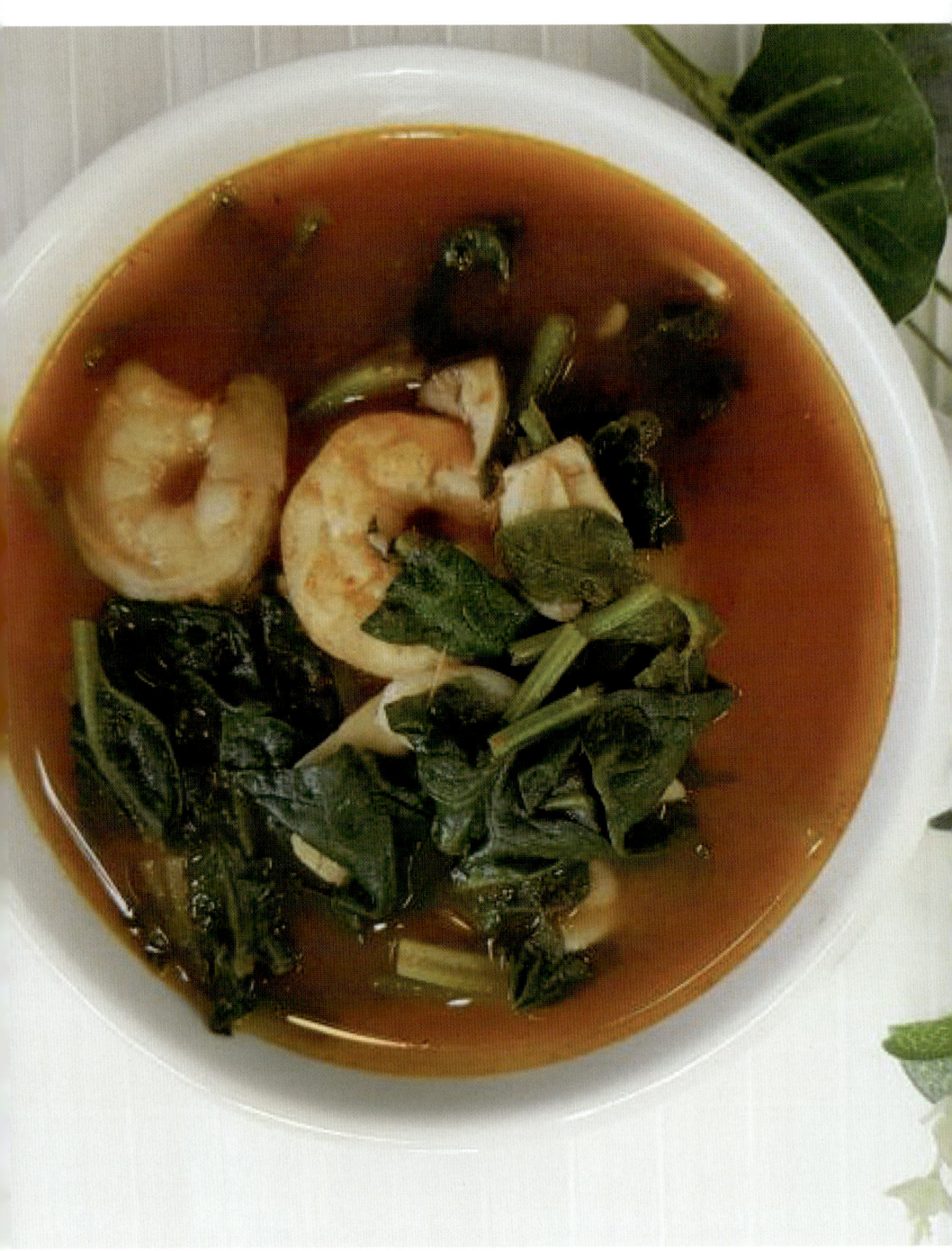

❺ 폐암에 좋은 토마토시금치국

재료
토마토 3개, 시금치 100g, 양파1/2개--다진다.
마늘 5개 편썰기, 새우(소) 10마리, 새송이 1개--나박잘게썰기
방울토추장 2T, 국간장 약간, 포도씨유 약간, 후추 약간, 다시마우린물 2컵

방울토추장 재료
방울토마토 30개, 고추장 2T, 마늘 2쪽, 아가베 1T, 고운고추가루 1T
참기름 1t, 후추가루 약간

조리방법
1. 토마토를 +를 내어 끓는 물에 데쳐 찬물에 담구어 껍질을 제거한 후 곱게 간다 시금치는 3cm길이로 잘라 놓는다.
2. 팬에 포도씨유를 약간 두루고 양파와 마늘을 볶아 향을 낸 후 새송이를 썬것을 넣어 함께 볶아준다.
3. 갈아놓은 토마토 넣고 끓기 시작하면 새우와 시금치를 넣고 토추장과 국간장으로 간을 맞춘다.

방울토추장 만드는 법
1. 방울토마토를 +를 내어 끓는 물에 데쳐 찬물에 담구어 껍질을 제거한 후 마늘과 함께 곱게간다.
2. 냄비에 모든 재료를 넣고 조린다.

요리의 효능과 조리포인트
한국인들의 건강을 헤치는 국문화를 좀 더 건강하게 바꿀 수 있는 건강한 국이라 할 수 있다. 보통 국은 된장이나 간장, 소금간을 하여 만들게되어 나트륨이 문제라고 지적되고 있는데 칼륨이 많은 토마토를 이용하여 나트륨을 배출하게 하였으며, 또한 토마토로 고추장을 만들어 고추장 사용을 1/10로 줄이고 토마토가 들어간 토추장 역

시 나트륨을 줄일 수 있는 건강전략이 녹아져있는 양념으로 이를 이용하면 한국적인 맛을 느낄 수 있으면서도 맛과 효능을 얻을 수 있어 좋게 된다.

폐암에 좋은 토마토는 익혀야 라이코펜을 섭취가 높아지므로 끓여 익혀먹는 국으로 만들었고 마늘과 버섯을 기름에 볶아 지용성인 라이코펜 흡수를 더욱 높여주는 조리법이다.

❻ 셀러리

셀러리가 강력한 항암효과를 보여주는 것이 바로 셀러리의 독특한 향을 내는 대표물질인 프탈라이드계열과 폴리아세틸렌계열들이다. 이들이 큰 역할을 하기 때문이다.

사람에게는 큰 독성을 나타내지 않으며 백혈병과 여러 다른 종류의 암에 대하여 항암성과 암예방 효과가 매우 우수하다고 보고되고 있다. 또한 이들 화합물은 백혈구들의 활동성을 높여 병원체와 암세포에 대한 면역계의 방어력을 올리는 효과도 보인다. 이것은 면역체계를 교란시키는 일반 항암치료제들과 큰 대조를 보인다.

실험·임상 암 연구 저널(Journal of Experimental and Clinical Cancer Research)에 따르면 셀러리에 2가지 특별한 에피제닌과 루테올린이라는 항산화물질은 폐에 생긴 암 세포를 공격한다고 밝혔다.

루테올린이 가진 폴리페놀 성분이 폐암세포 A549의 증식을 억제하는 효과가 있는 것으로 나타났다. 특히 고농도(1000ug/mL)의 셀러리약 추출물에서 폐암세포 A549의 증식이 유의하게 억제되었다.

루테올린은 자궁암세포 HeLa에 대해서도 셀러리약 추출물 고농도(1000ug/mL)에서 증식을 억제하는 효과를 보였다. 또한 셀러리약 추출물은 전립선 암에서도 암세포 증식 억제 효과가 관찰되었는데 전립선암세포 DU-145의 증식을 억제하는 것으로 밝혔다. 같은 연구에서 간암세포 SNU-182에 대해서도 셀러리악 추출물이 농도 의존적으로 증식을 억제하는 것으로 확인되었다.

참고문헌
Lee, J.H., & Park, J.S. (2021). Inhibitory Effect of Celeriac Extract on Cancer Cell Proliferation. Journal of the Korea Academia-Industrial cooperation Society, 22(9), 204-2112.

이 연구는 셀러리악 추출물이 여러 종류의 암세포(폐암, 전립선암, 자궁암, 간암)에 대해 증식 억제 효과를 보였음을 밝히고 있다.

참고문헌
Septiana, E., et al. (2020). Biological Activity of Celery Extract Using Different Extraction Methods. Advances in Health Sciences Research, 33, 315-3203.

이 연구는 셀러리 추출물의 항산화 활성과 유방암 세포주 MDA-MB-231에 대한 증식 억제 효과를 조사했으며 또 다른 연구에 따르면 셀러리에 있는 루테올린 성분이 유방암과 췌장암에 항암효과가 있다고 보고했다.

참고문헌
University of Missouri. (2012). Breast Cancer Effectively Treated with Chemical Found in Celery, Parsley and Spice by MU Researchers4.

이 보고 자료는 셀러리에서 발견되는 아피제닌이 호르몬 대체 요법으로 자극된 유방암 종양을 축소시키는 데 효과적이라는 연구 결과를 소개하고 있다.

셀러리는 포기로 사는 것이 영양분을 더 간직할 수 있게 한다. 구입 후 집에 와서 먹기 좋은 크기로 잘라서 씻은 후 보관하는 분들이 있는데 포기채 냉장보관하는 것이 영양분과 함께 싱싱함을 즐길 수 있게 된다. 왜냐하면 갓 자른 셀러리에 더 많은 영양분이 있기 때문이다.

보관기간은 약 일주일 정도가 가장 좋다. 보관기간이 길어질수록 영양분이 줄어들고 잎과 줄기가 시들해지면서 늘어진다. 셀러리는 냉동보관은 잘 되지않는다. 꺼내서 녹을 때 흐믈흐믈해지기 때문이다. 셀러리는 샐러드에 넣어 상큼하고 아삭한 맛을 즐겨도 좋은 식재료이다.

그러나 셀러리는 토양에 따라 소라렌 함량이 매우 높을 수가 있어 체질에 따라 햇빛 알러지나 접촉성 피부염이 발생될 수가 있어 생즙을 다량으로 먹을 때는 조심해야 한다.

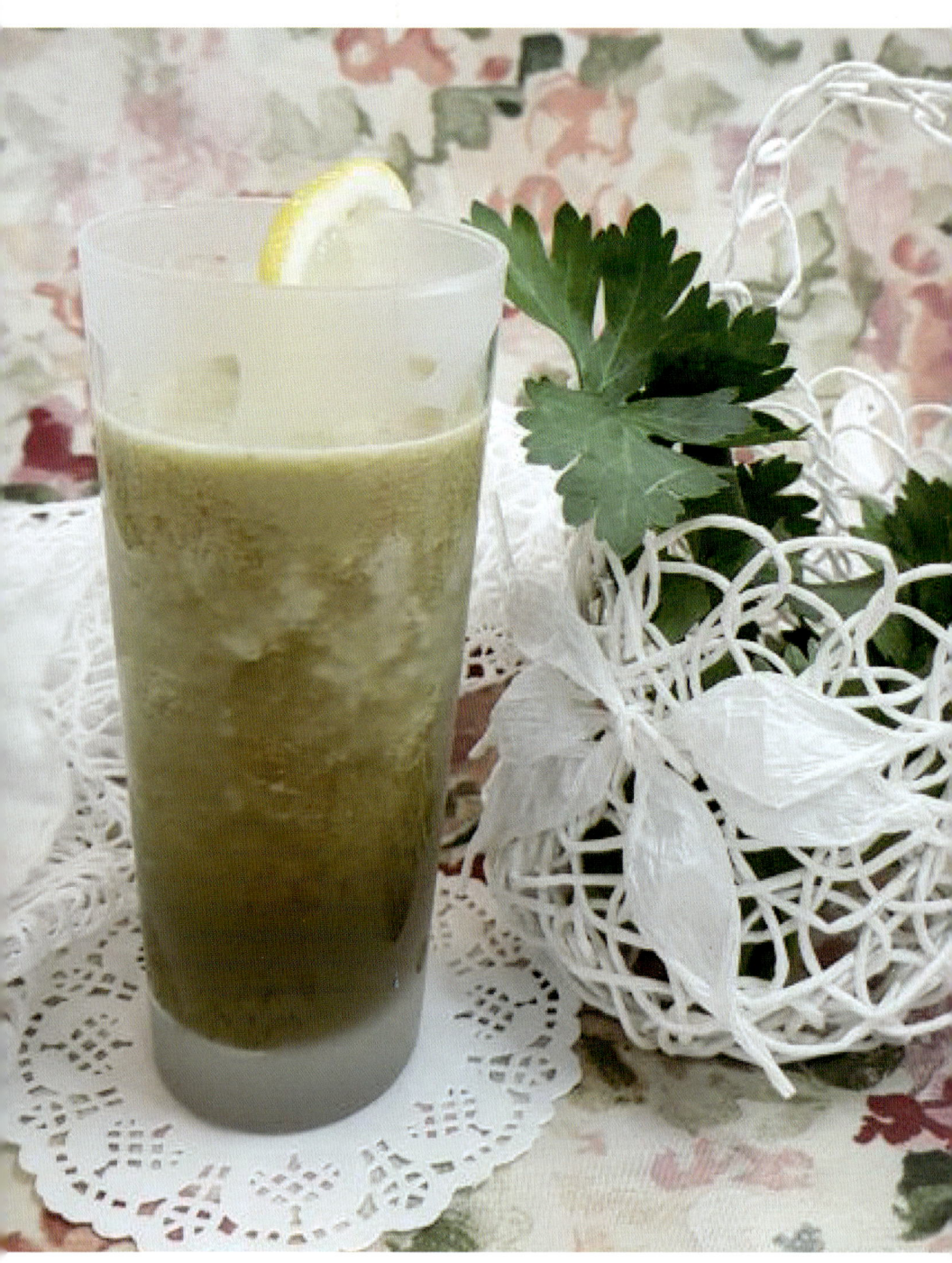

❼ 폐암에 좋은 셀러리주스

재료

셀러리 100g, 오이 1/3개, 사과 1/2개, 레몬즙 2T, 꿀 1T, 물 1컵

조리방법

1. 셀러리의 심을 벗겨 놓는다.
2. 셀러리, 사과, 오이를 적당한 크기로 자른다.
3. 모든 재료를 넣고 곱게 갈아 준다.

요리의 효능과 조리포인트

셀러리는 주스로 갈아먹으면 좋다. 줄기에 있는 심을 필러로 제거하는 분들이 계신데 그러면 껍질부분의 유효성분이 아깝게 제거되기 때문에 줄기 밑부분에서 칼로 껍질을 제거하듯 살짝 집어올리면 실처럼 질긴 부분만 쉽게 제거 할 수 있다.

주스는 갈아서 20분내로 신선하게 마시는게 가장 효과적이다.

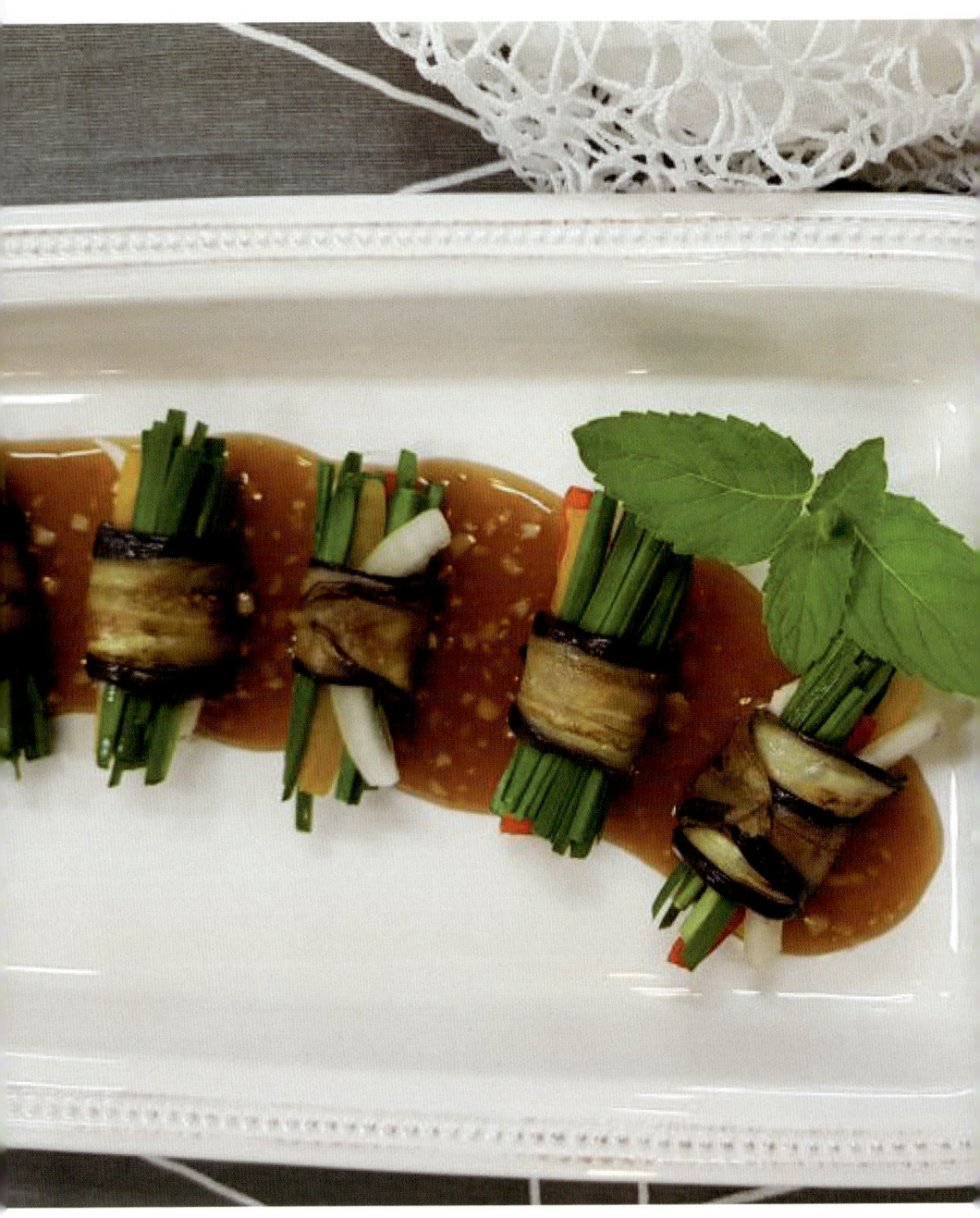

❽ 폐암에 좋은 가지말이

재료
가지 2개 260g, 닭가슴살 100g, 빨강,노랑 파프리카 ½개, 영양부추나 부추 80g
양파 ½개, 생들기름 2T, 소금 약간

소스
발사믹식초 3T, 아가베시럽 2T, 마늘 3개 120g 다진다.
현미간장 2T, 정수물 4T, 감자전분 1T

조리방법
1. 가지를 통째 길이대로 필러를 이용해 슬라이스하여 소금을 뿌려 살짝 절인다.
2. 닭가슴살을 삶아 결대로 5cm정도로 찢어 놓는다.
3. 파프리카, 양파도 굵은 채썰기를 하고 양파는 물에 담구어 매운맛을 뺀다.
4. 부추도 5cm길이로 잘라 놓는다.
5. 프라이팬에 포도씨유를 조금만 넣고 가지를 노릇하게 구워준다.
6. 구운 가지에 준비한 닭가슴살,파프리카,부추,양파를 넣고 돌돌 말아준다.
7. 감자전분을 제외한 소스 재료를 작은 냄비에 넣고 끓이다가 녹말물(감자전분 1T+ 물 1T)을 넣어 알맞은 소스의 농도로 조절한다.
8. 접시에 소스를 그림을 그리듯 길게 부어주고 그 위에 가지말이를 가지런히 예쁘게 담아낸다.

요리의 효능과 조리포인트
가지의 찬 성분을 보완해줄 수 있는 식 재료가 부추이다. 가지와 부추를 이용하여 가지말이를 할 때 단백질원으로 닭가슴살을 넣어 영양을 보충해주면 훌륭하고 특별한 요리가 된다.

5) 대장암

들깨가루를 이용한 동물실험에서 대장암 발생 억제 효과가 관찰되었는데 들깨가루에 포함된 불용성 식이섬유소가 발암물질과 결합하여 제거하는 효과가 있다는 연구결과가 발표됐다. 이것은 들깨의 플라보노이드 성분이 발암물질에 의한 돌연변이성을 현저히 억제하는 것으로 알려졌다.

깻잎은 음식의 맛과 향을 높여주고 약성 또한 현대인에게 꼭 필요한 부분을 채워주며 비타민과 미네랄도 풍부한 식품이다. 기본적으로 항산화물질들을 많이 함유하고 있다

그러나 한국인에게 더없이 친숙한 깻잎임에도 불구하고 깻잎은 거의 김치나 절임, 그리고 쌈으로만 이용하여 밥을 더 많이 먹게하거나 고기를 더 많이 먹게 하는 부분으로 거의 이용하고 있다. 또 들기름은 많이 볶아서 짜기 때문에 이미 건강효과를 주는 항산화물질이 많이 사라진 상태로 먹고 있어 이익보다는 우려되는 면이 보인다.

환자 식이요법 식단에 이러한 음식을 만들면 환자 분들이 많이 놀라워 하는 모습을 자주 접하게 된다. 우선 첫째는 맛이 있어서, 둘째는 많은 양 사용에 눈이 동그래지고, 셋째는 음식으로 효능을 높이게 하는 조리법과 넷째는 소금 역할을 해주어 음식을 만들 때 소금의 양을 확실히 줄일 수 있기 때문이다.

들깨씨의 오메가3는 생선에 함유된 것과는 성질이 다른 알파리놀렌산(ALA)으로 체내에 들어가 EPA, DHA로 바뀌는데 들깨의 ALA는 신진대사 되어 EPA, DHA 외 몇 가지 대사물질들이 형성된다. 이들은 모두 항염작용의 효과를 나타내고 혈소판응고를 억제하며 또한 종양성장억제 작용도 보인다. ALA는 특히 콜레스테롤과 중성지방을 낮추는 효과가 높으며 성장기 어린이의 뇌 기억력과 학습력도 증대시키고 노인들에게는 치매 예방에 아주 효과적이다. 들깨의 오메가3가 체내 콜레스테롤의 증가를 억제하고 혈액순환을 원활하게 해주어 심장질환예방과 혈전방지에 바람직한 식품이 된다. 그래서 우리가 생선섭취를 통하여 오메가3를 얻기 힘든 경우에 들깨와 깻잎은 매우 좋은 대체식품이 된다.

들깨와 깻잎의 털핀계열의 페릴알데히드(Perillaldehyde)와 리모닌, 리날롤, β- 카리오필렌, 멘톨 , α-pinene, and elemicin 로즈마리산, 터메릭산, 루테올린은 강한 항염작용으로 우리 인간에게 이롭게하는 선물을 주고 있으며 들깨와 깻잎의 마이리스티신(Myristicin)은 동물실험결과에 의하면 폐암종양의 발생을 억제하는 것이 밝혀지기도 했다. 또한 세포내에서 항산화제 역할을 하는 글루타치온의 활성을 도와 세포손상을 막아 주는 중요한 일을 해주며, 글루타치온 효소인 S-transferase을 활성화시켜주기도 한다. 현대인들을 괴롭히는 벤조피린과 같은 발암물질들을 중화시켜주기에 암예방에도 효과적이다.

들기름은 갓 짜낸지 2주가 지나지 않은 생들기름일 때 이러한 효능이 가장 좋고 가열하지 않은 음식에 쓰는 것이 위의 효과들을 얻을 수 있다. 생들기름(리놀렌산)은 산패되기 쉬우므로 꼭 냉장고에 보관하고 조금씩 구입해 먹는 게 가장 좋기에 구입시 꼭 제조날짜를 확인하고 최근것으로 구입하는 것이 바람직하다. 산패가 되면 냄새가 나고 맛과 빛깔도 변하며 리놀렌산 역시 급격히 줄어든다. 산패된 들기름은 오히려 안먹느니 못하다. 산패의 주범은 빛과 열과 금속성이어서 금속 용기를 쓰면 안 되고, 빛이 통하지 않고 시원한 냉장고에 보관하면서 먹는 것이 매우 중요하다. 들기름과 참기름을 8 : 2 비율로 섞어 쓰면 참기름의 세사미 성분으로 인해 산패를 조금 줄일 수 있고 들기름을 좀 더 오랫동안 보관할 수 있다.

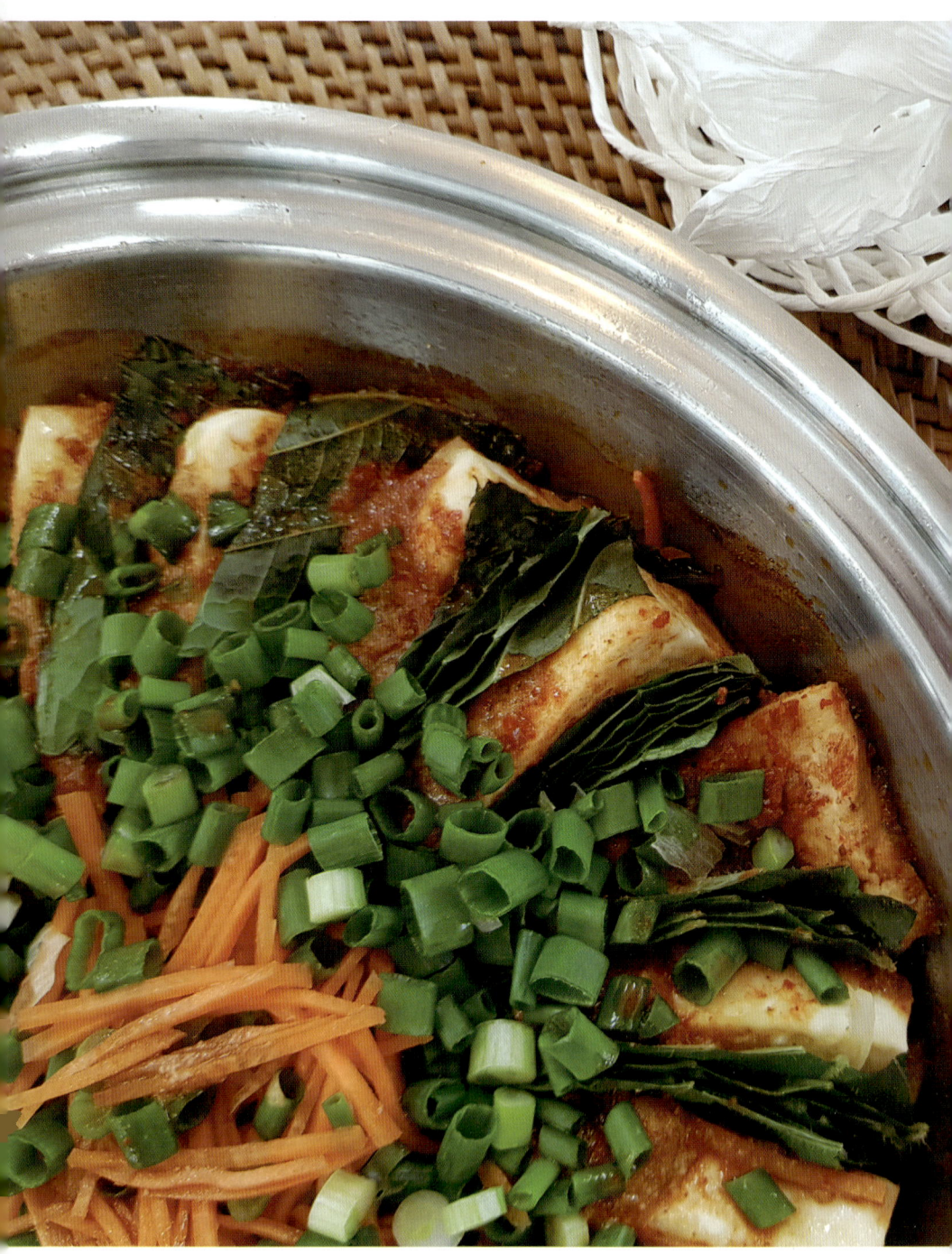

❶ 대장암에 좋은 깻잎두부조림

재료
두부 1모, 양파 ½개, 당근 1/5개, 깻잎 30장, 포도씨유 1.5T

양념장
다진마늘 1/2T, 고추가루 1T, 간장 2T, 아가베시럽 1/2T, 물 150ml
대파 1/3뿌리, 들깨거피 1.5T, 생들기름 2T, 참기름 약간

조리방법
1. 물기를 뺀 두부를 포도씨유를 두르고 지져 놓는다.
2. 양파를 채치고 당근도 가는 채로 썰어 놓는다.
3. 깻잎도 반으로 잘라 3cm 두께로 썬다.
4. 냄비에 당근, 양파, 대파를 깔고 그 위에 두부를 동그랗게 돌려 담은 후 두부 사이 사이에 깻잎을 끼어 넣는다.
5. 남은 채썬 양파, 당근을 위에 올린 후 양념장을 넣어서 조려준다.

요리의 효능과 조리포인트
한국인이 좋아하는 두부찌게에 깻잎을 듬뿍 넣고 들깨 거피를 넣어 부드럽게 했다. 들깨에 들어있는 리놀렌산은 두부에도 들어있지만 들깨에는 약 8배 이상 높게 함유되어 있어 두부와 함께 들깨와 깻잎을 넣고 채소도 함께하여 먹을 수 있는 항암음식이다.

❷ 귤껍질의 항암작용도 빼 놓고 갈 수 없다.

감귤류는 털펜계열과 훌라보노이드계열의 생화학물질들이 적절한 배합을 이루어 암예방과 항암효과를 올려주는 성분들이 다양하게 들어있다. 감귤류의 껍질에 많은 리모닌은 진행형암에서 많이 나타나는 암유전자인 Ras돌연변이의 활성을 차단시켜 암세포의 분열을 억제시키는 것으로 알려져있다. 이것은 암환자가 말기단계로 넘어가는 것을 막아준다는 것을 의미한다.

감귤류 전반에 걸쳐 많이 발견되는 나링제닌은 암세포내에서 손상된 DNA를 수리하도록 유도하여 암을 예방하고 암의 진행을 억제하는 효과를 준다. 실제로 감귤류는 만성염증으로 인하여 발생되는 다양한 암종들에 대하여 그 예방효과가 수많은 연구결과들을 통하여 확인되고 있고 유방암, 대장암, 전립선암, 신장암, 방광암 등에서 항암효과가 매우 높은 것으로 보인다.

또한 감귤류의 껍질에서 최근에 발견된 모노털핀은 대식세포와 림프구들의 공격력을 올려주어 암환자의 항암능력을 올려주고 병균에 대한 감염성 질환들에 대한 저항력까지 높여준다.

레몬, 오렌지 등 감귤류에 풍부한 플라보노이드는 항염증, 항산화 효과가 있다. 특히 감귤류에 함유된 헤스페리딘과 나린진은 암세포의 성장을 억제하는 효과가 있다는 연구 결과가 있다. 이들은 주로 대장암, 유방암, 전립선암 등에 대한 억제 효과가 보고 되었다.

감귤류 과일 껍질에 풍부한 D-리모넨은 여러 종류의 암 성장을 억제하는 것으로 나타났다. 특히 피부암, 유방암, 간암, 폐암 등에 도움이 되는 것으로 연구되어 있다.

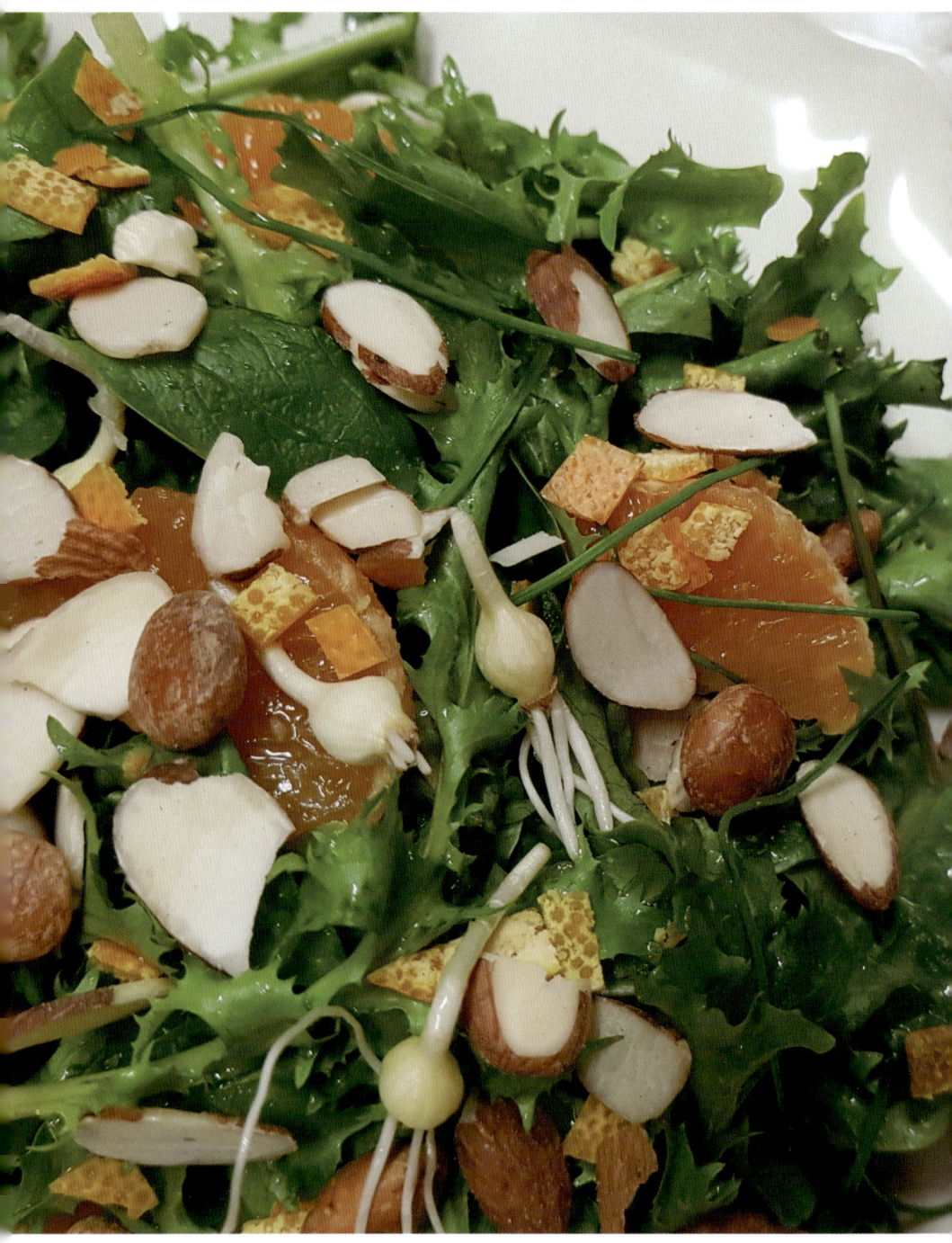

❸ 대장암과 간암에 좋은 치커리 귤 샐러드

재료

치커리 300g, 귤 2~3개(오렌지 철에는 오렌지 1개)
귤껍질 1/2개-잘게 다진다.
달래 한줌, 사차인치 30개(2인분)

소스

사과식초 5T, 올리브유 6T, 포도도씨유 2T, 아가베 또는 유기농설탕 2T
다진 마늘 1T 소금 약간

조리방법

1. 치커리와 달래를 잘 씻어 먹기 좋은 크기로 자른다.
2. 귤은 알맹이를 낱개로 뜯어 놓고 껍질은 반개 정도만 적당히 다져 놓는다.
3. 소스를 모두 섞어 치커리와 달래, 귤과 함께 버무려서 접시에 담고
4. 샐러드 위에 사차인치를 뿌려 먹는다.

요리의 효능과 조리포인트

간에 좋은 치커리와 달래를 베이스로 하여 귤과 함께 산뜻하고 고소한 맛좋은 샐러드이다.
여기에 귤껍질을 다져 소스와 함께 섞어주면 입속에서 향긋하게 터지는 상큼한 향에 효과 뿐 아니라 기분까지 좋아진다.

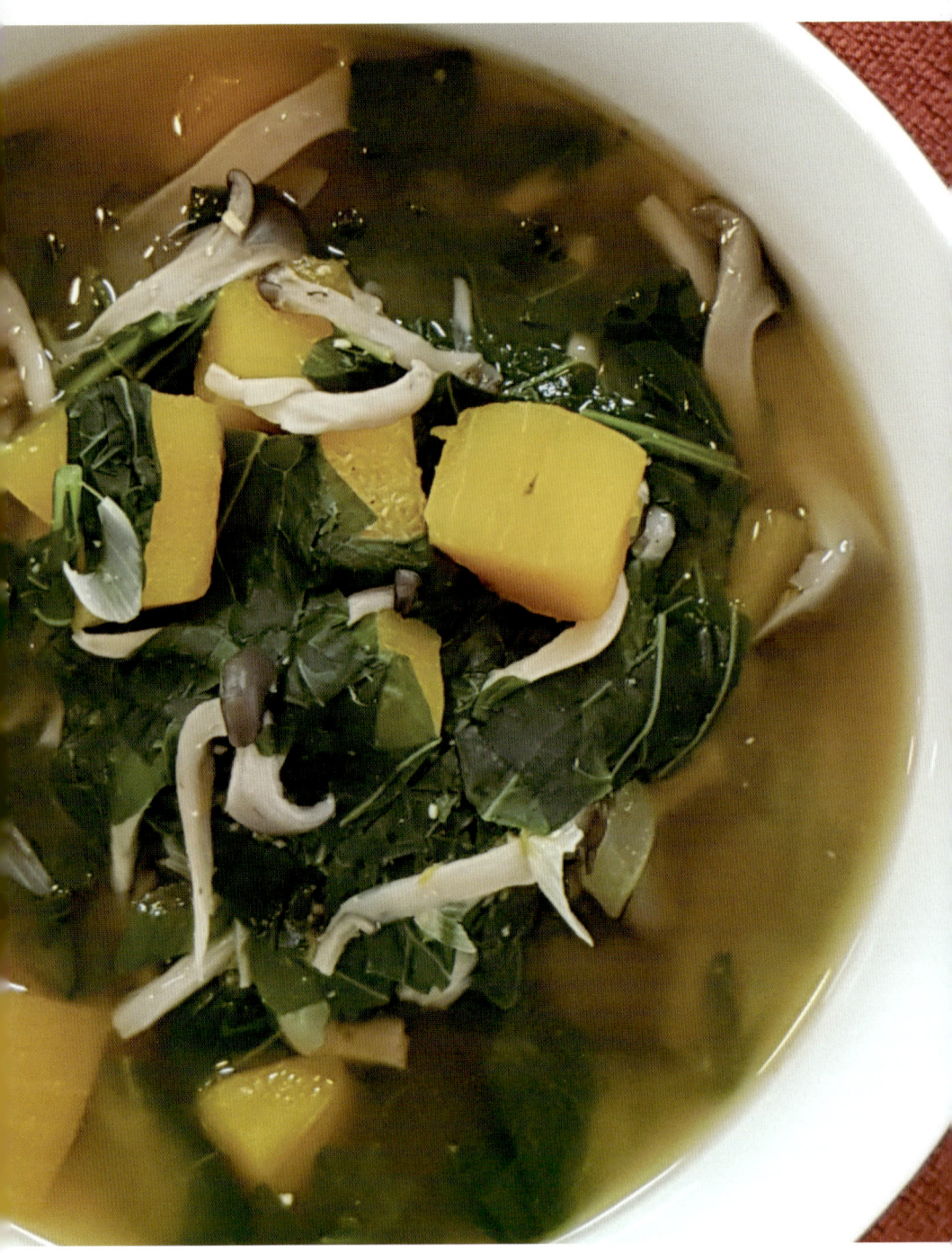

❹ 대장암에 좋은 케일된장국

　미국 국립암연구소(NCI)에서는 케일을 비롯한 십자화과 채소들이 여러 종류의 암 예방에 도움이 될 수 있다고 보고하고 있는데 구체적으로 케일과 관련된 암 연구 결과들을 살펴보면, 먼저 대장암과의 연관성이 주목된다. 2017년 국제학술지 '영양생화학저널'에 게재된 연구에 따르면, 케일에 풍부한 인돌-3-카르비놀이라는 물질이 대장암 세포의 성장을 억제하는 것으로 나타났다. 이 물질은 암세포의 자살을 유도하고 새로운 혈관 생성을 막아 종양의 성장을 저해하는 것으로 밝혀졌다.

　케일에 들어있는 I3C는 대장암 세포의 증식을 억제했으며 I3C 처리 시 대장암 세포의 세포 주기가 G1기에서 정지되었다. 이 연구는 I3C가 대장암 세포의 성장을 억제하는 분자적 메커니즘을 밝혔고 케일을 비롯한 십자화과 채소의 항암 효과에 대한 과학적 근거를 제시했다.

재료

케일 150g, 단호박 200g, 느타리버섯 100g, 대파 반대, 청양고추 1개
뿌리다시마 큰것1개, 마른표고버섯 5개, 된장 2T

조리방법

1. 케일은 줄기에서 잎부분을 떼어 한 입 크기로 자른다.
2. 단호박은 껍질을 벗기고 2cm 큐브 모양으로 썰어 놓는다.

3. 물 3컵반에 단호박, 다시마, 표고를 넣고 우리면서 단호박을 익힌다.
4. 단호박이 익으면 다시마를 건져내고 느타리버섯, 케일, 청양고추, 대파를 넣어 끓인 후 된장을 채에 받쳐 풀어준다.

요리효능과 조리 포인트

케일 안에는 소금이 이미 들어있어 된장의 양을 줄여 나트륨량을 줄일 수 있고 케일에 들어있는 많은 양의 칼륨성분으로 나트륨을 배출하게 해주는 좋은 방법의 국으로 대장암 뿐 아니라 고혈압이나 당뇨 환자에게도 좋은 음식이 된다. 케일은 마지막에 넣어 5분 정도만 익혀야 케일의 좋은 성분을 그대로 섭취할 수 있으니 조리시 생각하고 요리를 하는것도 중요하다.

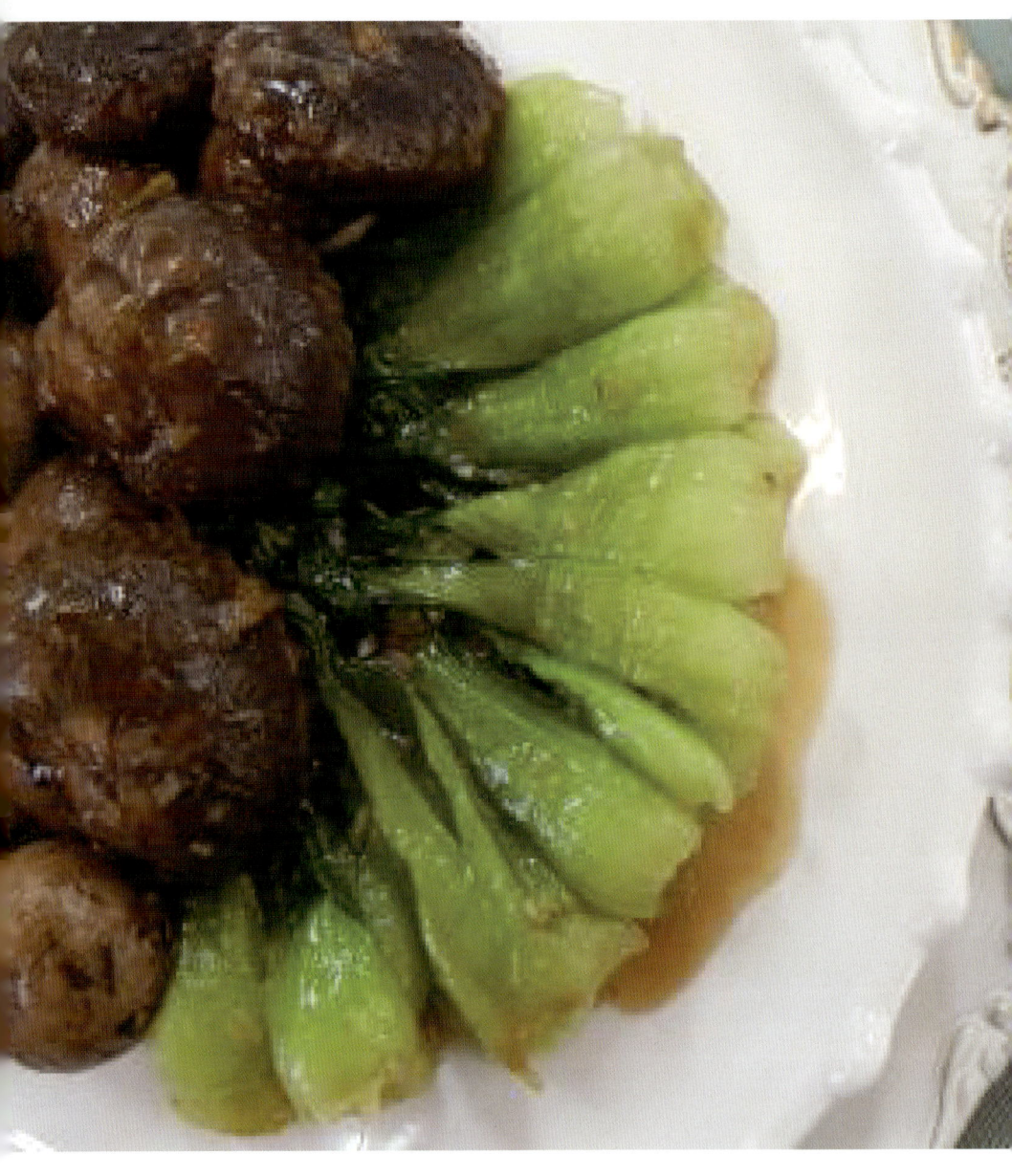

❺ 대장암에 좋은 표고버섯청경채볶음

재료

작은표고버섯 300g, 청경채 400g, 물 600cc, 소금 약간, 포도씨유 1T+1T
다진마늘 1T, 대파 ½대, 표고기둥다시마물 8T, 청주 2T, 간장 1T
소금 1/2t, 아가베 1t

조리방법

1. 청경채를 씻어 큰것은 4등분, 작은것은 2등분한다.
2. 표고버섯은 작은것으로 선택하여 기둥을 떼어내고 쓴다.
(떼어낸 기둥은 다시마를 넣어 다시물을 만든다)
3. 끓는물에 소금을 약간 넣고 청경채를 먼저 살짝만 30초~1분 정도 데쳐낸 후 찬물에 넣었다가 꼭 짜둔다.
4. 표고버섯도 2분정도 데쳐낸 뒤 꼭 짜둔다.
5. 프라이펜에 포도씨유 1T, 다진마늘 , 다진파 절반을 넣고 볶다가 향이 나기 시작하면 소스 1/2과 표고버섯을 넣고 5분정도 약불로 볶다가 전분물을 넣어 가면서 농도를 맞춘다.
6. 다른 펜에 포도씨유 1T을 넣고 남은 다진 마늘과 다진 대파를 넣고 마늘 향이 나도록 볶다가 향이 나면, 남은 소스가 끓으면 청경채를 넣고 2분정도 볶아주다가 전분물을 넣고 섞어 준다.
7. 따로 볶아낸 청경채와 표고버섯은 흰 접시에 반반씩 예쁘게 담아낸다.

요리의 효능과 조리포인트

표고버섯을 부담없이 많이 먹을 수 있으면서도 맛도 있고 근사한 요리이다. 청경채와 표고버섯은 아주 잘 어울리는 식재료이며 맛 또한 잘 어울린다. 조리방법이 어렵지않아 쉽게 자주 해 먹을 수 있는 여러암의 면역을 올려주면서 대장암에 좋은 요리가 된다. 중국에 가면 중국인들이 흔히 해먹는 샹구챠이신이라는 유명한 요리와 비슷하다.

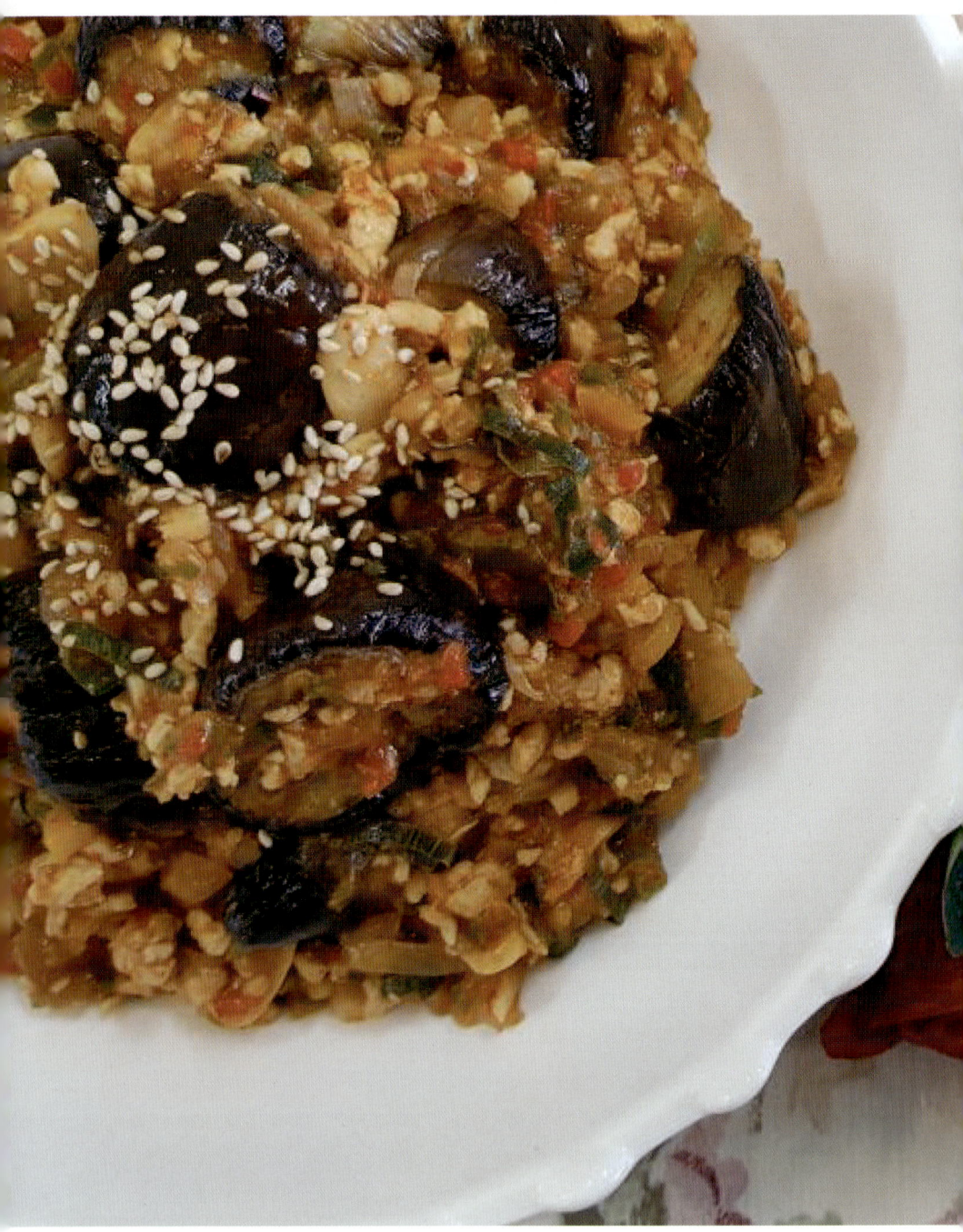

❻ 대장암에 좋은 마파가지

재료

가지 2개, 닭다리살 150g 다진다.
색깔별 파프리카 ½개, 피망 1개, 양파 ½개, 대파 1대, 청양고추 1개 다진다.
홍고추 1개 동글 송송 썬다, 청주 1T, 다진생강 1t, 포도씨유 3T, 물 5T, 물녹말 1:3
참기름 약간, 깨소금, 후추

소스

고추가루 1.5T, 아가베시럽 1/2T, 고추장 1T, 된장1T, 간장 1T, 다진마늘 2t

조리방법

1. 가지를 돌려가며 어슷썰기하고 양파와 파프리카는 큰 깍뚝 썰기하고 대파는 동글동글하게 송송 썰고 청양고추는 다져놓는다.
2. 가지를 소금을 살짝 뿌려 재워 놓았다 물기를 제거하고 프라이팬에 포도씨유를 조금 넣고 센불에 볶아 내어 놓는다.
3. 프라이팬에 다시 포도씨유를 조금만 추가하고 대파와 생강, 다진 청양고추를 넣어 향을 낸 후 양파와 파프리카를 넣고 볶아 주다가 청주를 넣고 알콜기운을 날려줄 만큼만 더 볶아준다.
4. 다진 닭다리살을 넣고 볶아준다.
5. 다진 닭다리살이 익으면 볶아두었던 가지를 넣고, 섞어둔 소스양념장을 넣고 물 3T을 추가하면서 고루 섞어주면서 볶아준다.
6. 마지막에 녹말물을 넣어 농도를 조절한다.
7. 참기름과 후추를 넣어 완성한다.

요리의 효능과 조리포인트

가지는 기름을 많이 넣으면 가지가 모두 흡수하여 칼로리가 매우 높아진다.
가지를 볶을 때나 향신 재료를 볶을 때는 기름을 최소한으로 넣고 볶아주어야 가지를 건강하게 먹을 수 있게되니 조리할 때 유념해주는 것이 좋다.

채소 재료를 볶다가 청주를 넣어 알콜기운을 날려주면 채소의 맛이 단맛이 나면서 더욱 맛이 좋아진다. 닭다리살은 커터기에 곱게 갈아야 더욱 풍미가 좋다.

6) 간암

　식용식물에는 바이러스 복제를 억제하는 물질이나 바이러스를 발견하여 죽일 수 있는 면역기능을 올려주는 물질들, 인터페론생성 촉진제와 같은 것이 많다. 심지어 실리마린, 사이나린, 파이퍼린처럼 손상된 간조직을 회복시키고 간손상을 막아주고 간의 해독능력을 올려주는 물질들이 다양하다. 이러한 성분들이 효력을 낼 만큼 충분히 인체에 공급되면서 약복용이 병행될 때 간염을 근절하고 간경화의 진행을 막을 수 있다.

　식용식물에는 손상된 간세포들을 수리회복시키며 진행되는 간염을 억제시키고 암세포들을 다양하게 공격하는 성분들이 너무도 많다. 간암세포에 대한 항암능력을 인정받은 대표적 생화학물질들은 페루릭산, 페릴알콜, 카페익산, 파이틱산과 이노시톨, 인돌계열, 커큐민, 카테킨계열들이다.
　대표적인 식용식물들로서 당근, 우엉, 셀러리, 비트, 브로콜리, 케일, 양배추, 아티초크, 셀러리시, 양파, 부추, 페널, 오트, 렌틸, 박하, 베이즐, 파슬리, 달맞이꽃기름, 아몬드, 레몬, 사과, 무화과, 파인애플, 오렌지, 포도등이 간암의 식이요법에서 이용되고 있다.

　식이요법의 역할은 잔류암 세포들을 죽일 수 있도록 인체의 항암능력을 올려주는 환경을 제공하는 것이다. 만성간염 환자나 간기능이 많이 손상된 간암환자일수록 의학적 치료를 받기 전에 간상태를

먼저 회복시키고 암세포와 싸울 수 있는 면역기능을 회복시키는 것이 매우 중요하다

❶ 고마운 비트(Beet)

100세 이상의 러시아인들이 즐겨 먹는다는 볼쉬트(borscht, 러시아 비트수프)나 피클 형태의 비트는 장수식품으로 알려져있다. 요즘 우리나라에서도 비트는 생소한 채소가 아니다. 주로 샐러드에 이용되거나 별식요리들에 이용되고 있다.

비트는 뿌리와 잎 모두 강한 약성을 보인다. 고대 그리스 시대엔 비트는 만병통치약으로 알려져서 상처를 빨리 아물게하거나 고열이나 변비치료에 주로 사용되었다. 유럽에서도 오래전부터 간질환과 암치료에도 비트가 매우 효과적이라는 것이 알려져왔다. 이처럼 비트가 높은 약성을 띠는 것은 일반적인 영양소외에 비트의 붉은 색을 내는 베탈레인 계열과 특별한 비테인이 들어있기 때문이다. 비트의 이 성분은 간의 해독 작용을 돕고 간 세포를 재생시키는 역할을 한다. 또한 비테인은 저밀도 콜레스테롤의 합성 과정에 영향을 주어 혈중 콜레스테롤 농도를 낮추고 지방간의 위험을 감소시켜 준다. 이러한 효과는 간암 예방에 잠재적으로 도움이 될것으로 보고 있다.

비트의 붉은 색은 오랫동안 주로 식용색소로 사용되어온 물질이지만 이중에 베타사이아닌은 강력한 항암작용을 하는 물질이다.
비트에 풍부한 항산화 물질들은 간 세포의 산화 스트레스를 감소시켜 DNA 손상을 예방하고 암 발생 위험을 낮출 수 있다.

비트에 들어있는 특별한 비테인은 세포내에 많은 단백질들의 변형을 안정시키고 무엇보다 DNA의 돌연변이 발생을 억제해준다.

간세포내에서도 여러 해독작용을 강화시키고 혈액을 정화시키고, 간의 해독 기능을 강화하여 발암 물질의 제거를 촉진해 준다. 비테인은 지방대사를 촉진시키는 카니틴의 합성을 도와주어 지방간을 막아주며 혈중 중성지방을 60%나 감소시킨다.

비트는 나이트로사민의 작용을 막아 위암 발생도 예방한다. 현대인들이 즐겨먹는 소세지나 베이컨과 같은 가공육류를 먹을 때는 비트와 같이 먹는 것이 좋다. 심지어 질산염이 많이 들어있는 화학비료가 채소재배에 과다하게 사용되고 있어 대부분의 진청색 야채에 질산염 함량이 매우 높아지고 있다. 질산염은 그자체가 독성은 아니지만 강한 위산의 산성환경에서 위암을 유발하는 나이트로사민과 같은 발암물질로 변환된다.

비트는 또 간세포를 독소로부터 보호하고 간암을 예방하며 콜레스테롤의 합성을 완화시키며 혈압을 낮추어주고 소화를 돕고 장을 건강하게 할 뿐 아니라 면역 체계를 강화하여 전반적인 암 예방에 도움을 준다.

2012년에 New England Journal of Medicine에 개제된 연구에 의하면 지방간에 걸린 사람들에게 비트 주스를 몇 달간 마시게 했는데 몇 달 후 검사를 해보니 간상태가 정말 좋아졌다고 한다.

참고문헌

antioxidant activity and phenolic comtent of vetalain extracts from intact plants and hairy root cultures of the red beetroot Beta vulgaris dv.Detroit dark red.National Institutes of Healthwww.ncbi.nlm.nkh.gov

Beetroot(Beta vulgares L.)Extract Ameliorates Gentamicin-Induced Nephrotoxicity AssociatedOxidative Stress, Inflammation, and Apoptosis in Rodent ModelNational Institutes of Healthwww.ncbi.nlm.nkh.gov

Effecty of beetroot juice on lowering blood pressure in free-living, disease-free adults :a randomixed,, placebo-controlled trial.

National Institutes of Healthwww.ncbi.nlm.nkh.gov

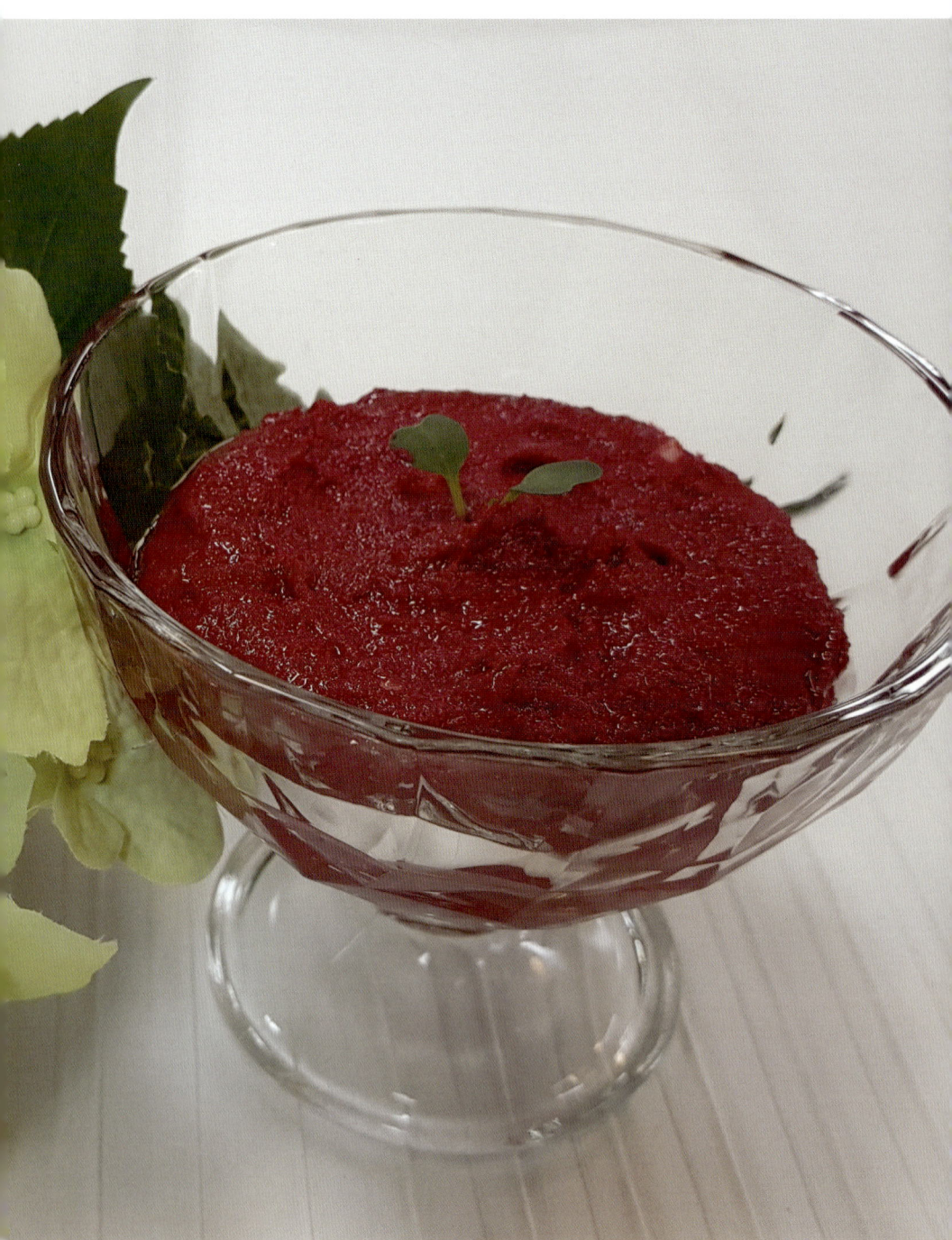

❷ 간암에 좋은 비트후무스

재료

찐비트 1/3개, 삶은 병아리콩10T, 레몬 ½개, 참깨 2T, 올리브오일 2T, 마늘 2개, 소금 1t, 표고버섯 우린물

조리방법

1. 병아리콩은 8시간 불리고 20분 삶는다.
2. 비트는 15분간 찐다.
3. 병아리콩과 삶은 비트를 표고버섯우린물 1컵을 넣고 곱게 간다.
4. 나머지 재료를 모두 넣어 한번 더 갈아준다.
5. 떠 먹거나 야채스틱에 찍어 먹는다.

요리의 효능과 조리포인트

비트는 생으로 먹으면 간이 안좋을 때에는 오히려 부담이 될 수 있다. 비트는 약 15분간 익힐 때 가장 효과가 좋으며 익히는 시간이 오래될수록 약리성분이 저하된다. 콜레스테롤을 떨어뜨리는 효과가 있는 병아리콩을 익혀 비트와 함께 먹으면 좋은 식재료이며 저지방으로 단백질 섭취도 할 수 있는 요리이다. 비트는 표고버섯의 구아닐산과 비트의 비테인이 만나면 비트의 효과가 더욱 올라가므로 물 대신 표고버섯 우린물을 썼다. 후무스는 병아리콩을 이용한 이집트나 중동지역의 향토음식이기도 하다. 여러채소를 찍어먹을 수 있고, 몸에 좋지않는 마요네즈를 대체할 수 있는 간에 좋은 건강음식이다.

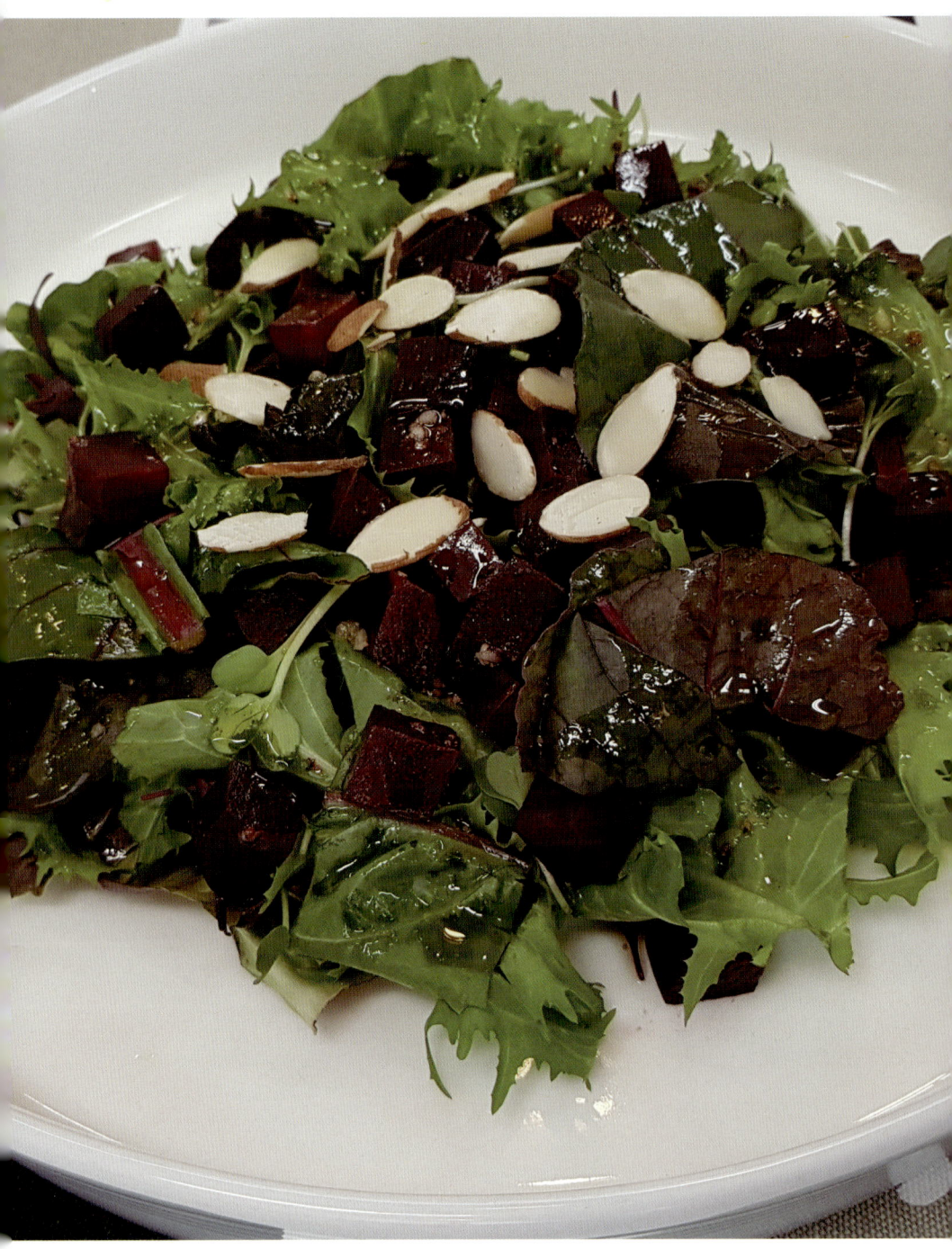

❸ 간암에 좋은 비트 샐러드

재료

비트 1개, 비트잎&어린잎채소200g, 후레쉬 바질 조금
슬라이스아몬드- 구운 것 적당량, 올리브 오일 8T, 발사믹 식초 5T
다진 마늘 1T, 아가베 시럽 1T, 디존 겨자 1T, 레몬즙 2T, 소금 후추 조금

조리방법

1. 비트를 잘 씻어 큰 깍뚝썰기하여 찜기에 물을 넣고 중불에서 15분간 찐다.
2. 비트잎은 3 cm로 자르고 어린잎과 섞어준다.
3. 큰 볼에 준비한 채소와 비트를 넣고 드레싱과 살짝 버무려 접시에 담고 구운 아몬드를 얹어 낸다.

요리의 효능과 조리포인트

비트잎은 비트보다 항산화력과 항암 효능이 좀 더 높아 진다. 비트와 잎을 적절하게 함께 쓰면 간의 염증이나 콜레스테롤과 지방간을 감소시키는 효과가 있다. 불포화지방산인 올리브유와 비트의 효능을 더 올리는 레몬즙을 넣어 비트를 맛있게 먹을 수 있는 근사한 샐러드이다.

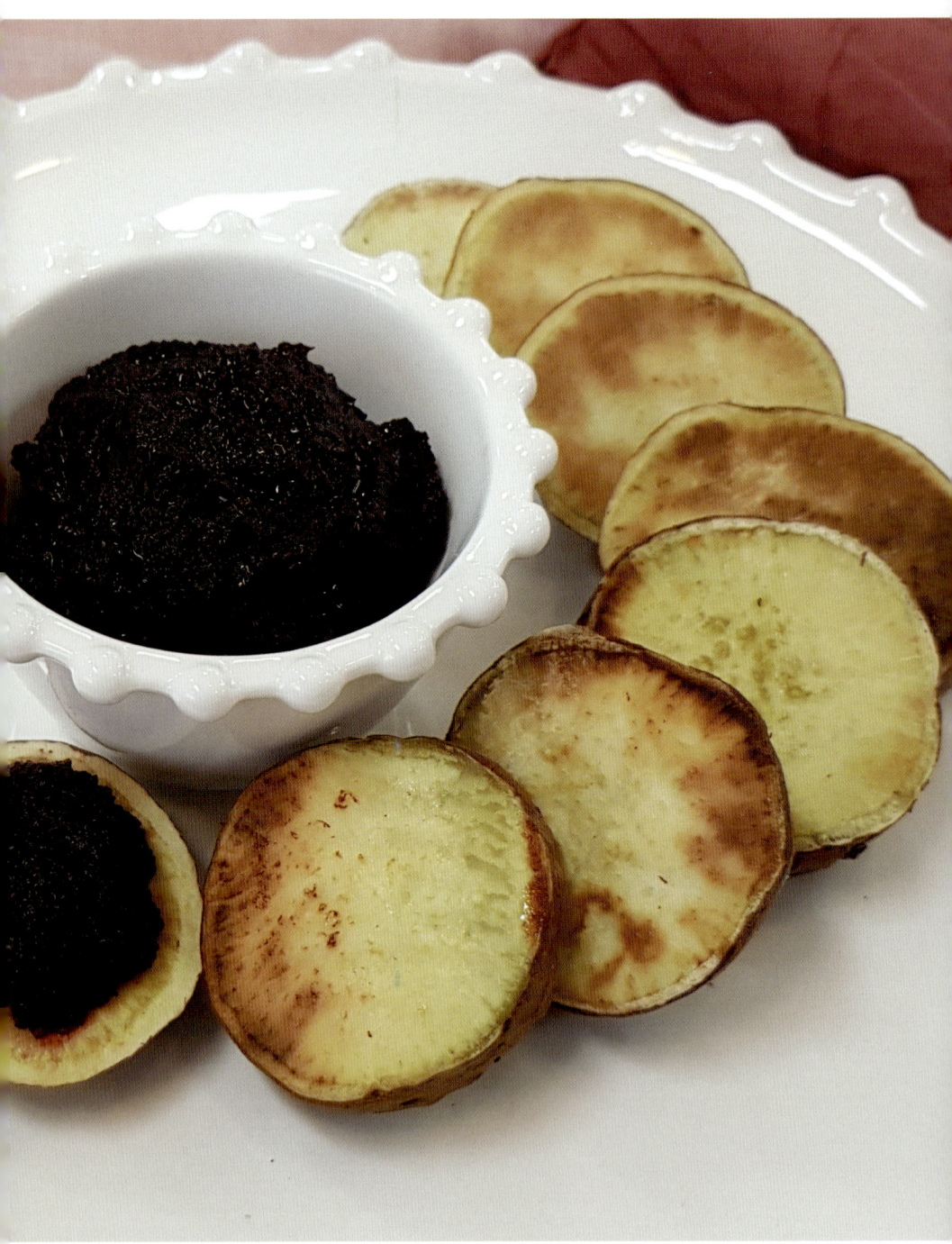

❹ 간에 도움이 되는 간식 : 비트쨈

재료
비트 500g, 원당 120ml, 레몬1개, 고구마 2개

조리방법
1. 비트를 15분간 쪄서 곱게 갈아준다.
2. 원당(설탕)을 섞어 15분간 재워둔다.
3. 고구마는 1.5cm두께로 동그랗게 잘라 후라이팬에 노릇노릇 굽는다.
4. 재워두었던 비트를 중약불에 조려 쨈을 만든다.
5. 고구마에 발라먹는다.

요리의 효능과 조리포인트
비트는 요리를 하면 너무나 예쁜 색깔의 요리가 된다. 이 짙은 칼라가 우리몸에 좋은 역할을 해주는 것이다. 비트에 유일하게 들어있는 비테인이 바로 주인공이다. 조금만 넣어 색을 내기에는 너무 아까운 뿌리채소이다. 쨈을 만들어 먹으면 비트를 잘 먹을 수 있게 된다. 여기에 마지막에 레몬을 넣어 살짝 조려주면 산뜻하면서도 비트의 효과도 높여 간을 돕고 맛도 상큼하니 좋아진다.

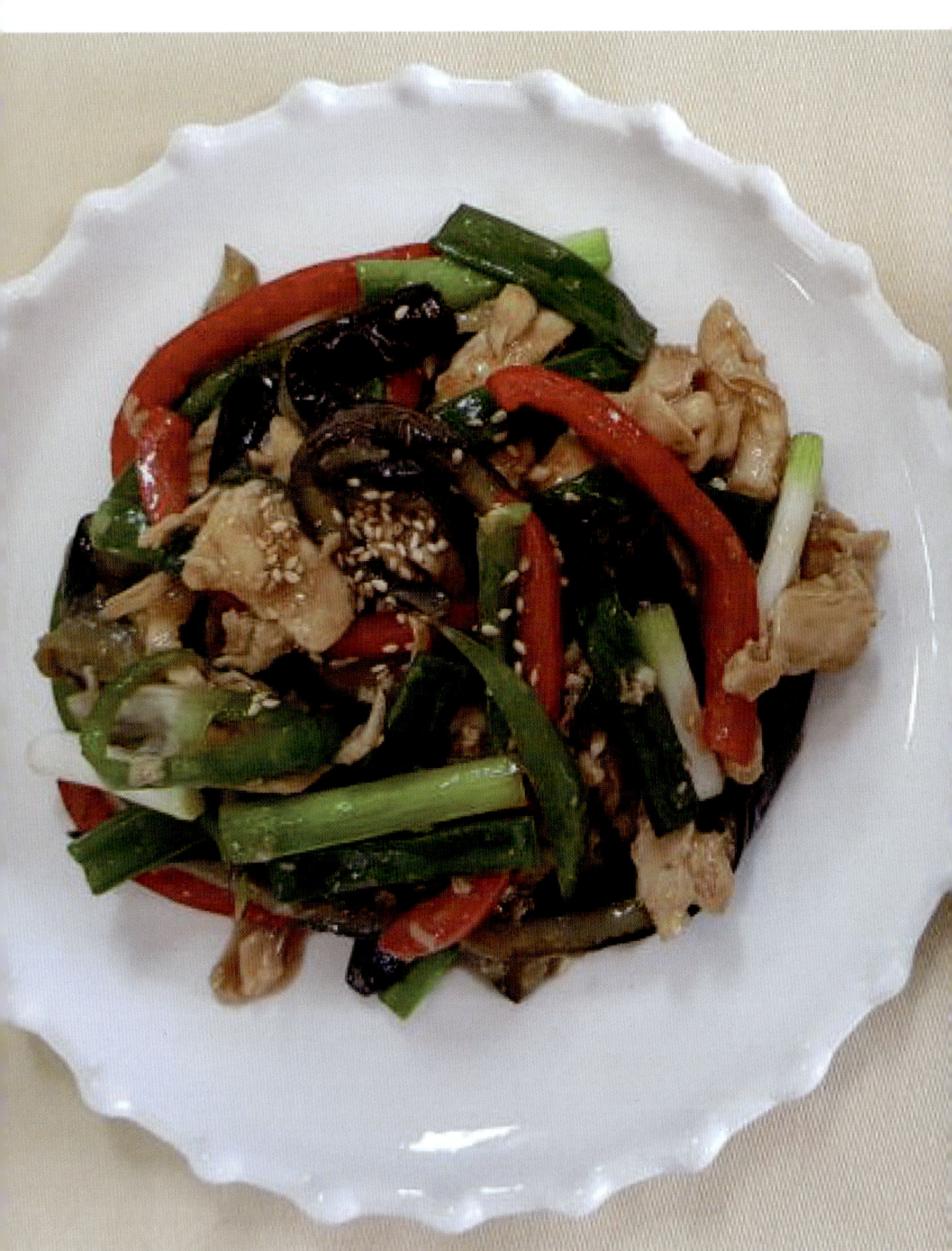

❺ 간암에 좋은 닭가슴살 가지볶음

재료

가지 2개 260g, 닭가슴살 150g, 빨강파프리카 반개 길게 채썬다.
청양고추 3개 길게 채썬다.
홍고추 2개 길게 채썬다.
쪽파 5줄기 60g 5cm길이로 잘라놓는다.
다진생강 1t, 다진마늘 1t, 현미간장 1.5T, 다시마물 300ml
물녹말 1T, 참기름 약간

소스

간장 1T, 아가베 1.5t, 사과식초 1T

조리방법

1. 가지를 길게 8등분 해서 속 안쪽을 조금 잘라내고 가로로 2등분하여 소금을 살짝 뿌려 10분뒤 기름없는 프라이팬에 노릇하게 굽는다.
2. 프라이팬에 길게 채썬 닭가슴살을 포도씨유에 볶아준다.
3. 다진생강, 다진마늘을 넣고 볶다가 닭가슴살이 익으면 현미간장과 아가베시럽을 넣고 볶는다.
4. 다시마 우린물 300m를 넣고 끓이다 소스를 넣어 끓기 시작하면 물녹말을 넣어 농도를 맞춘다.
5. 구운가지와 길게 채썬 홍고추2개와 청양고추 3개를 넣어 섞어주듯 살짝만 더 볶아준다.
6. 불끄고 쪽파를 넣고 참기름을 넣어 섞어준다.

요리의 효능과 조리포인트

가지의 물컹거리는 식감을 줄이고 쫄깃한 맛을 즐기려면 기름없는 프라이팬에 노릇하게 구워주면 씹는 식감과 맛이 고소해진다. 닭가슴살을 향신 재료에 볶아주면 냄새를 없앨 수 있고 물 녹말을 이용해 요리를 하면 쫄깃한 가지의 맛과 더불어 닭가슴살을 기름없이도 부드럽게 감칠맛나는 요리로 만들어 먹을 수 있다.

녹말물을 맨 나중에 만들어주는 것이아니라 녹말물을 먼저 넣어 소스를 만들고 구운 가지를 나중에 넣는 것이 포인트이다.

7) 전립선암

❶ 암예방에 빼 놓을 수 없는 토마토!!

　이탈리아의 연구팀은 1주일에 7번 이상 토마토를 먹는 사람은 거의 먹지 않은 사람에 비해 암에 걸릴 위험이 절반으로 줄어든다는 연구결과를 발표했다. 라이코펜 외에도 강력한 항암물질인 P쿠마릭산, 클로로겐산 등도 풍부하다. P쿠마릭산과 클로로겐산은 우리가 먹는 식품속의 질산과 결합하여 암 유발물질인 니트로사인이 형성되기 전에 몸밖으로 배출하는 역할을 해준다.

　토마토를 반으로 잘라보면 마치 우리 인체의 폐를 닮았다 그래서일까? 토마토가 폐에 좋다는 연구보고들도 많다.

　학술지 '유럽 호흡기 저널'(ERJ)에 실린 미국 존스홉킨스대학 보건대학원 바네사 가르시아-라르슨 교수팀의 연구에 따르면 토마토와 사과가 노화로 인한 폐 기능 저하를 늦추고, 폐 손상을 복구하는 것으로 나타났다.

　연구팀에 따르면 토마토에 들어있는 식물성 화학물질과 항산화 성분 등 여러 영양소가 폐 기능 회복에 도움을 준다고 한다. 특히 "담배를 피웠던 사람들이 토마토를 많이 섭취하면 폐 손상 복구에 도움이 되며 만성폐색성폐질환(COPD) 환자에게도 도움이 된다"고 밝혔다. 만성 폐쇄성 폐질환은 유해한 입자나 가스의 흡입과 요즘 점점 더 심각한 문제가 되고있는 미세먼지등으로 폐에 비정상적인 염증 반응이 일어나면서 폐 기능이 저하되고 호흡 곤란을 유발하는 호흡기 질환이다.

　피부암인 흑색종(멜라노마)에도 토마토가 효과가 있다고 보고되었다.

　토마토의 항암효과는 암세포를 공격하는 NK세포와 같은 백혈구가 손상되는 것을 억제시키고 그들의 공격력을 향상시켜 인체의 항암능력을 올려주는 것과 암세포의 분열을 저지하는 세포간의 통신능력을 향상시키는 독특한 작용이 주역할을 한다고 보고 있다.

　이같은 결과는 라이코펜과 그외에 다양한 캐로티노이들이 함께 작용하여 상승효과를 주기 때문인 것으로 해석되고 있다. 현대인들은 대장에 폴립을 가지고 있는 사람들이 많은데 혈중 라이코핀 수치는 폴립이 없는 사람에 비해 라이코핀수치가 35%정도가 더 낮다는 것도 토마토 섭취가 폴립형성을 저지하고 대장암에 대한 항암효과가 높다는 임상적인 결과를 뒷받침하는 사실이다.

　우리인체에도 라이코펜 성분이 있는 곳이 있다. 바로 우리의 눈이다.

　미국 국립 안연구소에서 진행하고 있는 연령대별 안구질환 대규모 연구(AREDS : Age-Related Eye Disease Study)에 따르면 토마토에 들어있는 카로티노이드와 루테인, 제아크산틴의 섭취가 많은 사람들은 황반병성 위험이 35%나 낮은 것으로 나타났다.

　이외에도 토마토는 혈압을 안정시키고 심장건강과 당뇨병 예방효과가 있을 뿐 아니라 대장암, 자궁내막암, 폐암, 췌장암등에 임상적으로 예방효과 및 항암작용들이 확인되어왔다.

❷ 토마토 익혀 먹어야 더 좋은 이유

라이코펜은 열에 강하고 지용성이라 기름에 볶아 먹어야 체내 흡수율이 높아진다. 따라서 기름에 볶거나 익혀서 조리하는 것이 좋다. 라이코펜은 섬유소 속 강한 결합조직으로 되어있어 열을 가해 결합조직을 느슨하게하여 쉽게 흡수할 수 있도록 조리해서 섭취해야 한다.

미국 코넬대학 연구팀은 토마토를 87℃에서 2분간 데웠을 때 시스-라이코펜 함량이 6%, 15분간 데웠을 때 17%, 30분간 데운 결과 라이코펜 함량이 35% 늘어났으며, 몸에 이로운 트랜스-라이코펜은 54%, 171%, 164% 늘어났다고 밝혔다. 또 전체적인 항산화 레벨 또한 각각 28%, 34%, 62% 증가했다고 발표했다.

잘 익은 빨간 토마토 100g에는 이러한 효능의 라이코펜이 7~12mg정도가 들어 있고 토마토 200g짜리 한 개로 본다면 20mg 정도를 섭취하는 셈이다.

토마토는 후숙채소이지만 토마토가지에서 붉게 익은 완숙토마토가 라이코펜이 더 많이 들어있으니 완숙토마토를 구입하는 것이 좋다.

토마토는 조리법이 중요한데 이러한 지식을 조금만 갖는다면 한국인의 입맛에 맞으면서도 효과적으로 라이코펜의 섭취율을 높일 수 있다.

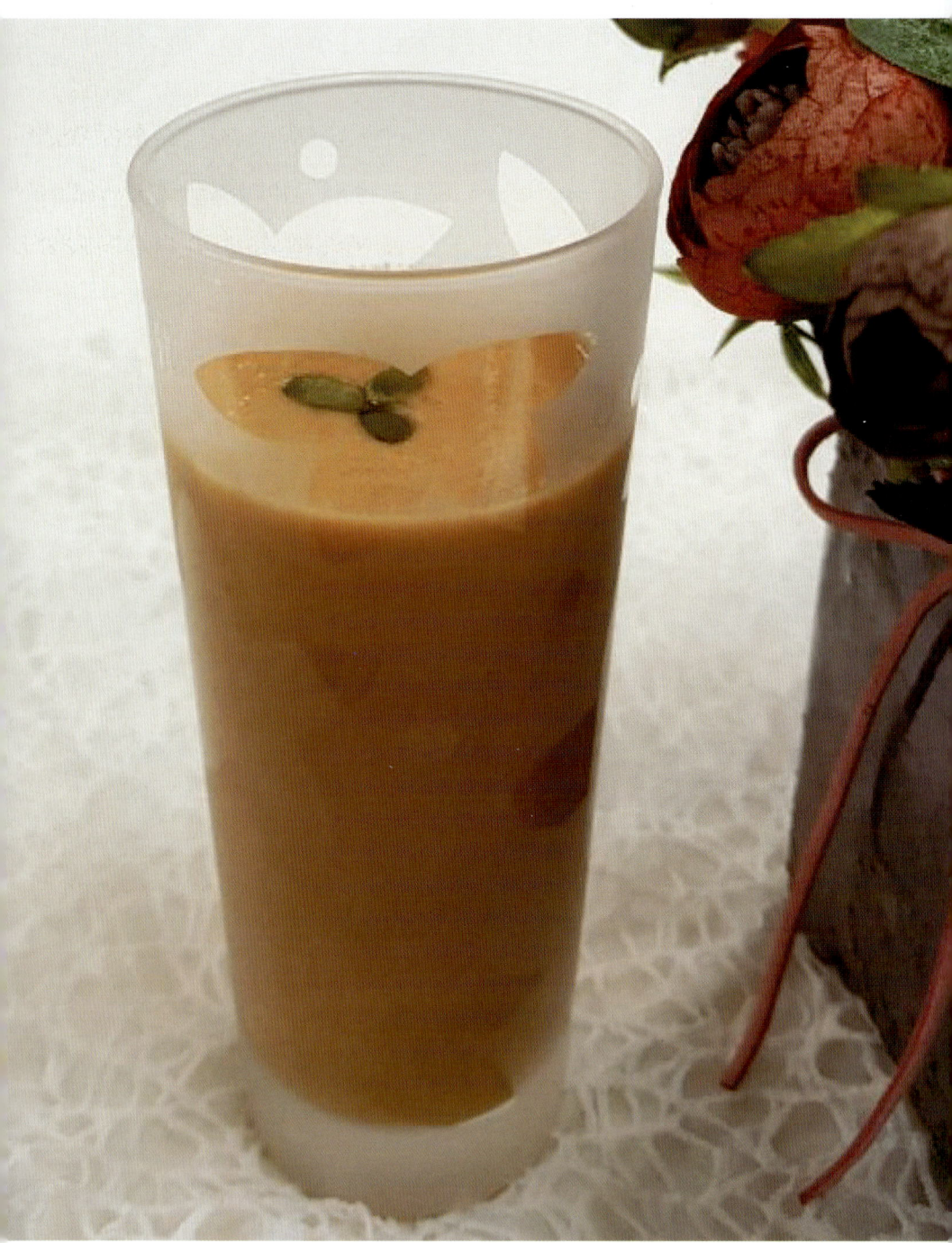

❸ 전립선암을 위한 토마토주스

재료

토마토 2개 또는 방울토마토 30개
양파껍질우린물 1/3컵, 호박씨 2T
아가베시럽 1T(가감 선택)

조리방법

1. 토마토에 +를 내어 푹 삶아 껍질을 제거한다.
   (방울토마토에 +를 내어 끓는 물에 3분 정도 익힌 후 찬물에 넣어 껍질을 제거한다.
2. 양파 껍질을 우려낸 물을 준비한다.
3. 모든 재료를 섞은 후 믹서기에 간다.

요리의 효능과 조리포인트

호박씨는 전립선에 좋은 성분과 토마토의 지용성 파이토케미칼인 라이코펜의 흡수를 도와 시너지 효과를 낸다. 또한 버려지는 전립선암에 좋은 양파껍질을 모아두었다가 물에 우려서 토마토와 함께 갈아 마시면 양파껍질에 많이 들어있는 퀘르세틴이 첨가되어 전립선에 더욱 효능을 극대화해 준다.

겨울철에는 양파물을 따뜻하게 끓여서 토마토에 넣어 갈아마시면 차지 않아서 좋고 여름에는 양파물을 끓여 냉장고에 넣어두었다가 꺼내 쓰면 토마토주스를 더욱 시원하게 먹을 수 있다.

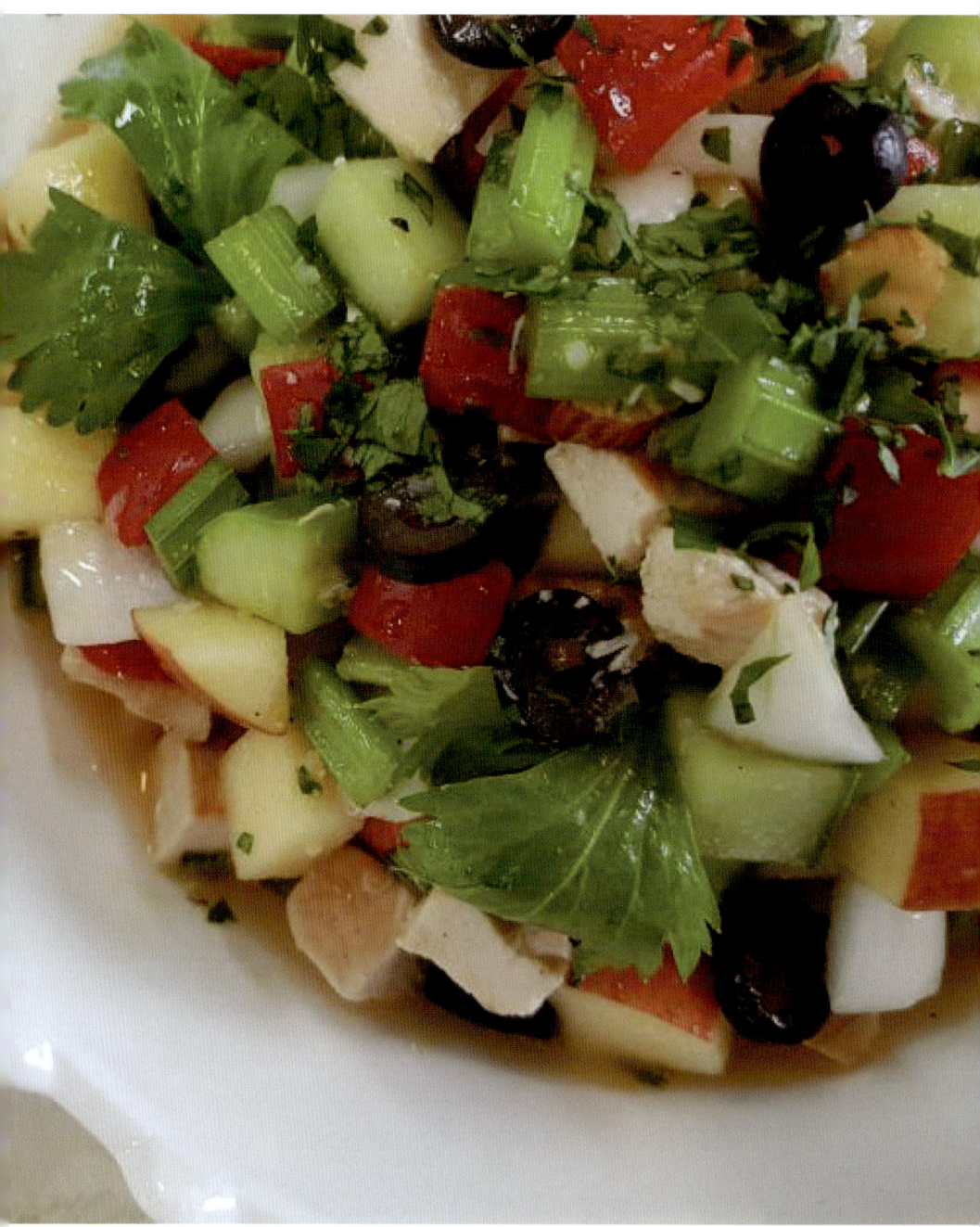

❹ 전립선암에 좋은 셀러리닭가슴살샐러드

재료
셀러리 200g, 닭다리살 1개, 청주 2T, 빨강 파프리카 1/2개, 사과 ½개
아몬드 10개, 블랙올리브 10개

드레싱 재료
사과식초 4T, 레몬즙 3T, 아가베시럽 2T, 다진마늘 2개, 소금 약간, 후추 약간

조리방법
1. 셀러리의 심을 벗겨 대 모양대로 1.5cm로 썰어 놓는다.
2. 셀러리의 연한 잎도 살려 함께 준비한다.
3. 닭가슴살은 청주에 재웠다가 노릇하게 구워 셀러리 크기로 깍뚝썰기한다.
4. 파프리카도 깍뚝 썰기하고
5. 사과는 2cm크기로 깍뚝썰기 한다.
6. 블랙올리브는 링모양으로 예쁘게 썰어 놓는다.
6. 아몬드는 먹기직전 살짝 볶아도 좋다.
7. 접시에 잘 섞어 예쁘게 담아 드레싱을 끼얹어 먹는다.

드레싱만들기
1. 모든 재료를 섞어 준다.

요리의 효능과 조리포인트
셀러리는 아삭아삭 씹으면 터지는 상큼함이 매력적이다. 셀러리의 향은 마음을 안정시켜 스트레스를 완화시켜주고 긴장을 풀어주는 효과가 있고 100g당 16kcal로 매우 낮은 칼로리로 건강효과와 함께 약성 또한 아주 바람직하다. 닭가슴살과 견과류와 함께 여러채소와 섬유질이 많은 사과와 어우러져 칼로리 낮고 상큼한 건강 샐러드가 된다.

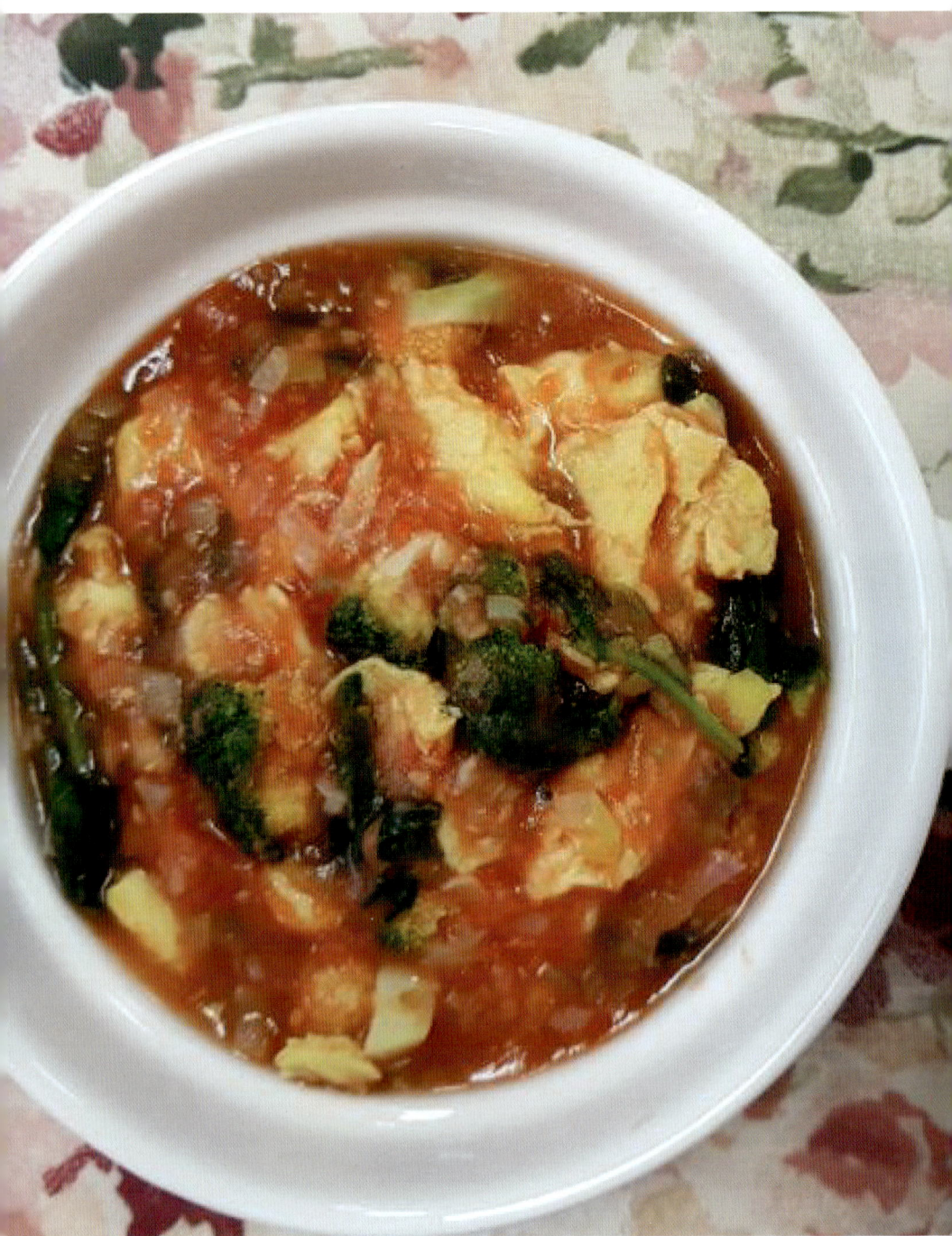

8) 췌장암

❶ 췌장암에 좋은 부드러운 토마토달걀탕

재료

토마토 2개, 브로콜리 ¼송이, 달걀 2개(소금,후추), 시금치 50g, 대파 1
마늘 1, 생강 1쪽, 청양고추 2개, 포도씨 2T, 다시마 우린물 50cc, 물녹말 약간
소금1/4t, 아가베시럽 2t

조리방법

1. 토마토껍질을 제거한 후(끓는물에 데친 후 찬물) 굵게 깍뚝썰기한다.
2. 대파, 마늘, 생강, 청양고추는 모두 잘게 다진다.
3. 달걀을 풀어 소금을 약간 넣어 준다.
4. 프라이팬에 포도씨유를 넉넉히 넣고 달걀 푼것을 넣어 약불로 부드럽게 스크램블을 만들어 준 후 채에 받혀 기름을 빼고 끓는 물을 부어 나머지 기름을 모두 빼준다.
5. 스크램블을 만들었던 프라이팬에 대파와 마늘, 생강, 청양고추를 볶아 향이 나기 시작하면 토마토를 넣고 볶다가 소금, 아가베시럽과 만들어 놓은 달걀 스크램블을 넣은 후 다시마물을 넣고 끓기 시작하면, 먹기 좋은 크기로 자른 브로콜리와 시금치, 후추를 넣고 녹말물로 마무리한다.

요리의 효능과 조리포인트

토마토의 껍질을 벗기려면 끓는 물에 잠깐 담갔다가 건져서 찬물에서 담구면 껍질을 손쉽게 벗길 수 있다. 유럽이나 중국에서도 간단하게 식사 때 흔히 즐겨 먹는 요리를 췌장암에 좋은 토마토와 브로콜리를 콜라보하여 항암 요리로 바꾸어 만들었다.
또한 토마토와 달걀은 잘 어울리는 식소재일 뿐 아니라 만들기가 간단하고 한끼 식사로도 훌륭하다. 이 요리는 후추를 넣어야 맛이 있는데 후추는 요리가 완성된 후 나중에 넣어야 발암물질이 나오지 않는다.

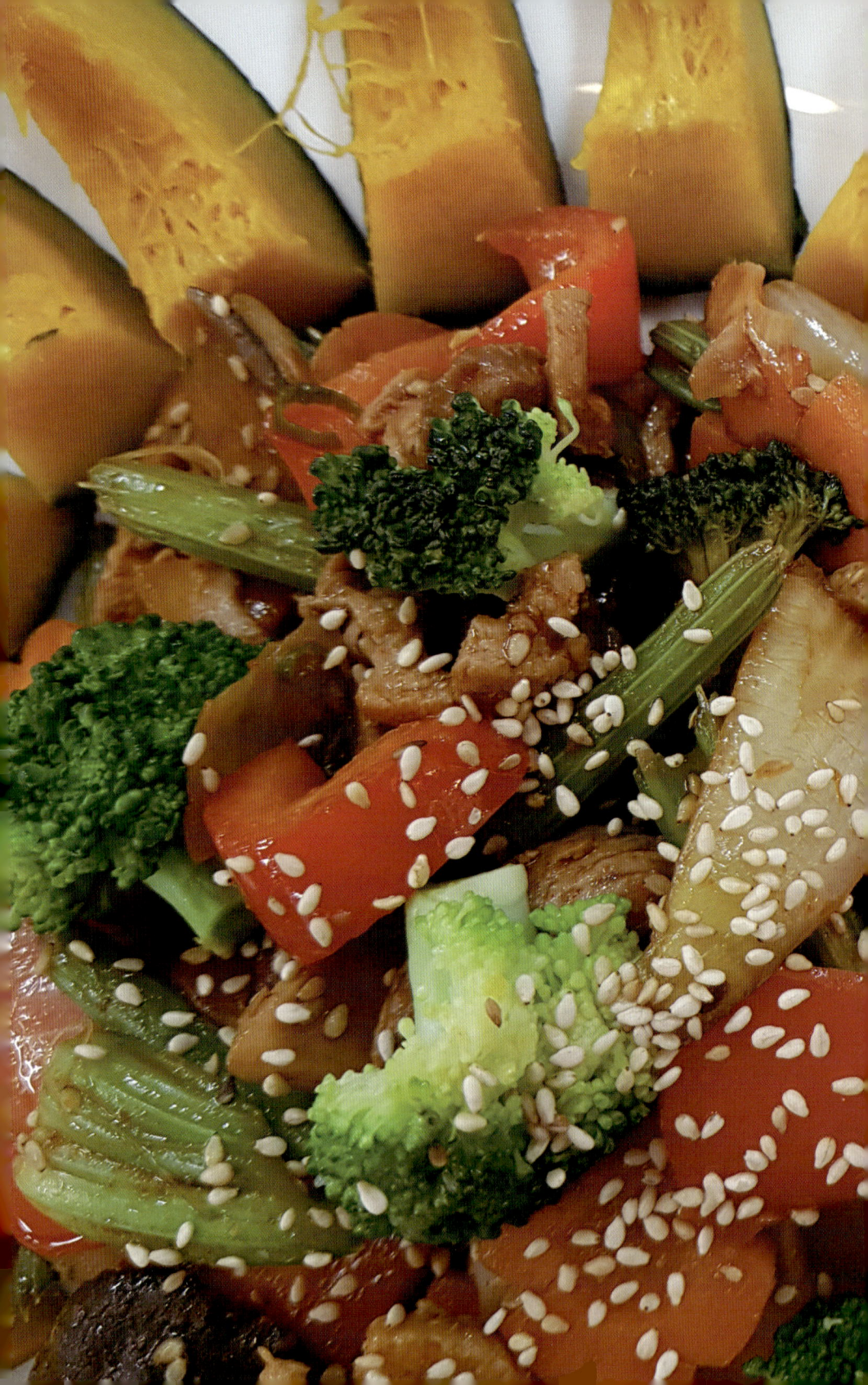

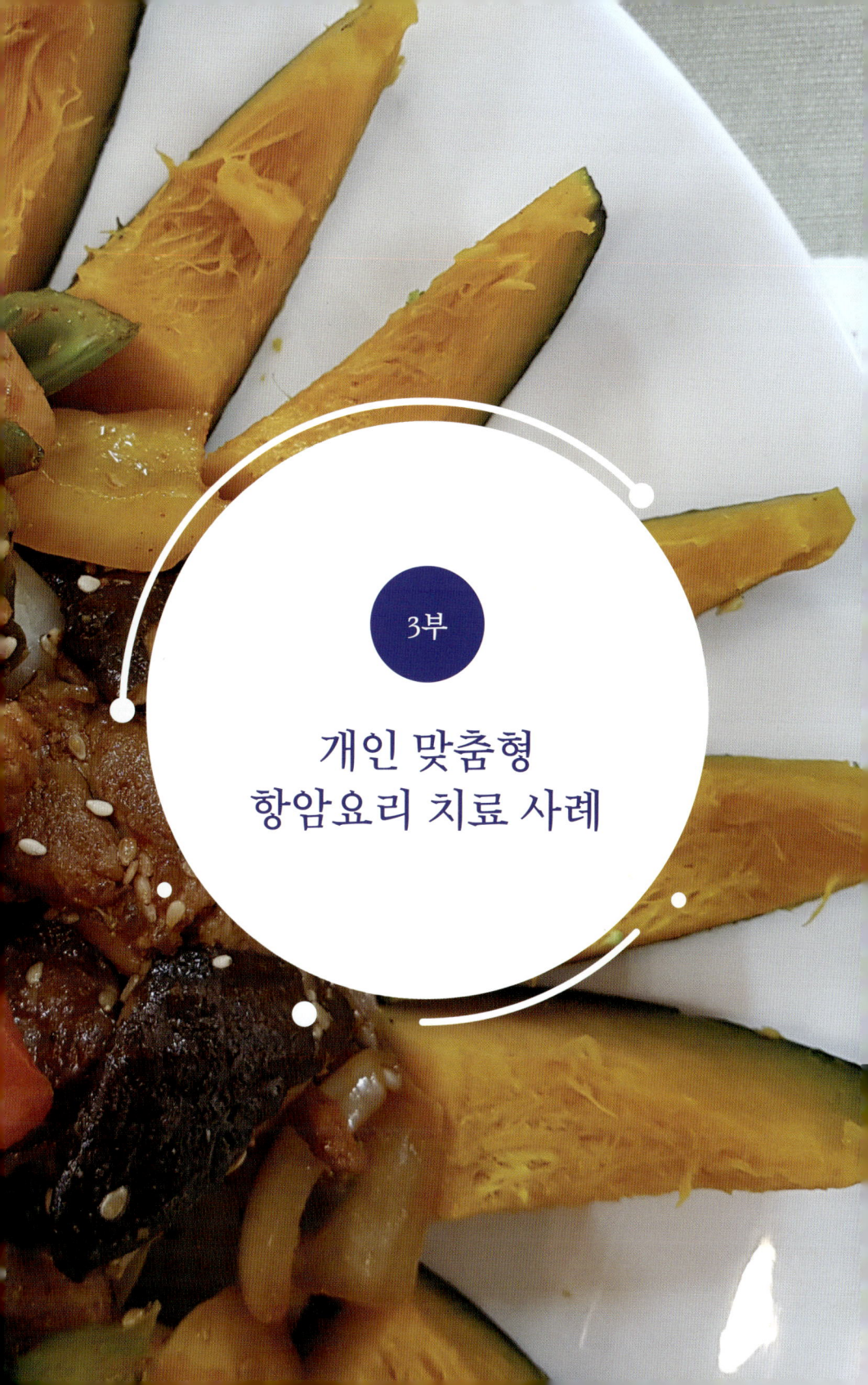

3부

개인 맞춤형 항암요리 치료 사례

유방암

사례1

69세 환자였는데 유전자 돌연변이 HER2 양성 타입의 유방암으로 진단받았으며, 왼쪽 유방에서 관상피내암이 확인됐다. 종양의 크기는 3.7cm였고, 핵 등급이 높았으며 세포 내 괴사 현상까지 관찰된 상태라고 했다. 오른쪽 유방에서도 양성 종양과 섬유선종이 발견되어 전이에 대한 불안감에 힘들어 하신 분이었다.

이 환자는 수술, 항암, 방사선 치료를 하며, 항암 음식의 도움을 받아 항암 부작용을 덜고 암을 케어하는 방법을 알고 싶다고 찾아왔다. 주변에서 항암과 방사선 치료로 힘들어하는 모습을 보며, 자신 역시 그런 고통을 겪을 가능성이 가장 큰 걱정과 부담이라고 했다. 이 분의 병증상태와 현재 증상을 분석하고 항암치료의 부담을 줄이기 위해 이분만을 위한 식단을 짜고 레시피를 만들었다.

맞춤형 항암 식이요법을 통해 그녀는 항산화 및 면역 강화 식재료들을 체계적으로 섭취하면서 암 세포의 성장을 억제하는 데 집중했다. 시간이 걸리긴 했지만, 꾸준한 식단 관리로 암세포의 성장이 점차 멈추기 시작했고, 이후 크기가 감소하는 변화를 확인할 수 있었다. 이 사례는 항암 식이 요법이 암 환자의 몸에 긍정적인 영향을 미칠 수 있음을 보여주며, 환자 본인이 가진 두려움과 치료 방식을 존중하는 맞춤형 접근이 매우 중요함을 나타내는 사례이다.

사례2

43세 환자로 호르몬 양성 유방암으로 침투성 관암이며, 종양의 크기는 7.5cm에 달했다. 우측 겨드랑이에서도 1.7cm 크기의 전이된 림프절이 발견되어 병원에서는 악성 종양이라고 진단했으며 과거 병력으로는 27세에 담낭을 제거한 상태였고, 그때 당시 담관도 약간 확장되어 있는 상태였었다고 했다.

이 환자는 수술 전 종양 크기를 줄이기 위해 선행 항암 치료를 시작했었고, 항암 과정에서 효과적인 식이 관리의 필요성을 느껴 항암 요리 연구소를 찾았다. 연구소에서는 환자의 건강 상태와 암의 진행 상황을 정밀히 분석한 후, 질병상태와 개인증상에 맞춘 맞춤형 항암 식단을 설계 하였고, 항산화 및 항염 식재료를 중심으로 구성하여 종양 성장 억제와 면역력 증진에 중점을 두었으며, 소화기관에 부담을 최소화하면서 항암제의 효율을 높이는 데 초점을 맞췄다.

그 결과, 맞춤식이를 통해 종양 크기도 감소하였고, 수술도 계획했던 대로 성공적으로 마쳤다. 특히 그녀는 맞춤형 식이 요법 덕분에 회복 속도가 일반적인 경우보다 더 빠르게 효과를 보았고, 현재는 더욱 건강한 삶을 유지하고 있다.

사례3

50세 환자로 삼중음성 유방암을 진단받고, 항암 치료(AC 4회, AT 4회)와 38회의 방사선 치료를 1년에 걸쳐 진행하였다고 했다. 종양의 크기는 2cm로, 림프절 전이까지 진행된 상태였기에 그녀의 의학적 치료 과정은 고통과 항암부작용이 수반되는 험난한 과정이었다고 했다. 뿐만 아니라 자궁근종으로 인해 자궁 적출 수술까지 받았고, 갑상선에서도 결절성 과증식이 관찰되어 건강 관리의 필요성이 더욱 중요해진 상황이었다.

이 환자는 이러한 상황 속에서 전문적인 맞춤 항암 식이 요법을 통해 치료에 동반되는 여러 부작용을 관리하며 몸의 면역력을 강화하는 데 집중해 식단을 구성했다. 이처럼 개인의 질병상태와 증상에 맞춘 식이 요법은 면역력 유지뿐 만 아니라 항암제와 방사선으로 인한 피로, 소화 문제, 말초신경저림 증상 완화에도 큰 효과를 나타낸다. 또한 이 맞춤 식단에서는 항산화 성분과 항염 성분이 풍부한 식재료들이 포함되어 있어, 세포 회복을 돕고 세포 수리를 촉진하는 데 큰 역할을 하도록 진행했다.

결과적으로 그녀는 힘든 치료 과정을 좀 더 수월하게 마쳤고 현재 일상 속에서 건강과 활력을 유지하며 힘든이들에게 봉사를 하며 매일 매일을 건강과 감사로 살아가고 있다고 전해 왔다. 이 환자는 주도적으로 자신의 건강을 관리하고 더 나은 건강 상태를 유지하는 방법을 알려주면 스스로 관리하여 관해 할 수 있다는 것을 확인해주는 사례였다.

2

위암

　33세 직장인 여성 환자는 회사 건강검진을 통해 위내시경에서 위 저부 부위에 암 의심 조직이 발견되었다. 조직검사 결과, 위 선암종으로 진단되었고, 세포의 분화도가 나쁘다는 소견이 나왔다. 그 결과 위의 전 절제 수술을 받게 되었고, 당시 결혼을 하지 않은 상태에서 많은 걱정과 두려움을 안고 있었다. 특히 수술 후 재발과 전이에 대한 불안감은 너무 컸고, 보이지 않는 암세포들이 남아 있을 수 있다는 걱정과 위 전절제 환자가 겪는 덤핑증후군도 생활에 지장을 주었다.

　수술만 진행된 상황에서, 치료 후 재발을 막고 건강을 유지할 방법을 찾던 중, 음식으로도 몸을 고칠 수 있다는 말을 듣고 항암요리 식단을 시작하게 되었다. 이 환자는 위를 절제한 상태였고, 음식물이 소장으로 바로 가는 상황을 고려하여 맞춤형 항암식이 진행이 필요했다. 소화기의 부담을 최소화하면서도 항암에 도움이 되는 식단을 꾸렸다.

위가 부담 없이 소화할 수 있는 부드러운 음식과 식이섬유가 풍부하고 소화가 용이한 재료 사용을 우선해서 시작했다. 또한 항염증 효과와 면역력 증강에 도움이 되는 식품들을 포함시켜, 위가 없어진 상태의 적응과 회복을 돕고 재발을 예방할 수 있는 방향으로 식단을 조정하였고 적당한 크기와 텍스처로 음식을 조절하여 소화기계에 부담을 주지 않으면서도 충분한 영양을 공급할 수 있도록 신경을 썼다.

그 결과, 환자는 수술부위가 빠르게 회복하고 부드럽게 적응했으며, 7년이 지난 지금도 재발/전이 없이 건강을 잘 유지하고 있다. 또 반가운 소식은 좋은 남자를 만나 결혼하여 아들을 낳고 행복한 가정을 꾸리며 건강한 삶을 이어가고 있다고 했다.

"정말 고마워요. 이종희항암요리연구소"

이 말을 전해왔다.

3

간암

 59세 남성 환자는 40대 초반부터 지방간 진단을 받았고, 50대 초반에는 간경화가 진행되었다. 그럼에도 불구하고 직업상 주위 사람들과 잦은 음주와 잘못된 식습관을 계속 이어갔고, 이로 인해 간암으로 발전하게 되었다. 간암 진단 당시, 종양 크기는 3.2x2.8cm였고, 우엽 쪽에는 심한 간경화까지 동반되어 있었다.

 간경화와 간암의 상태는 이미 매우 진행되어 있었으며, 이 환자는 3번의 색전술을 진행했지만, AFP 수치가 계속해서 떨어지지 않아 2번의 방사선 치료까지 받게 되었다.

 첫 번째 색전술은 그나마 견딜 만했으나, 그 이후에는 구역, 구토, 극심한 피로감 등으로 일상생활조차 어려운 상황이 지속되었었다. 병원에서는 병의 상태가 더 나아지지 않는다면 간이식이 필요한 상황에 이를 수 있다고 하였다. 하지만 색전술 후 환자는 입맛이 완전히 떨어졌고, 주변에서 권하는 보신 음식들이나 일반적인 치료식은 전혀 도움이 되지 않았다.

가족들은 환자가 더 이상 체력을 유지할 수 없을 것 같다는 걱정 속에서, 항암 음식에 대한 관심을 가지게 되었고, 음식으로 건강을 지킬 수 있다는 방법에 대해 배우고자 하였다. 처음에는 항암 음식이 맛도 없고 힘도 없을 것이라는 우려가 있었지만, 맞춤형 항암식이를 통해 "암환자 음식이 이렇게 맛있게 먹어도 될까?" 하는 생각이 들 정도로 생각 이상이였고 몸에도 점차적으로 변화가 시작되었다.

맞춤형 항암식이는 이 환자의 간 상태와 전반적인 건강을 고려하여 특화된 항암음식 식단을 제공하였고, 간의 회복을 도우면서 면역력과 소화력 강화를 목표로 간에 부담을 주지 않으면서도 항염증, 해독 기능이 뛰어난 음식을 중심으로 식단을 구성하였다.

특히 간 기능 회복을 돕는 식물성 단백질과 항산화가 풍부한 채소들, 간에 좋은 효소가 포함된 식재료 등을 포함하여 레시피를 준비하였다. 또한 간은 소화기계의 한 장기로서 소화가 잘 되는 음식을 채택하였으며 간이 피로를 겪지 않도록 신경을 썼다.

그 결과 8년이 지난 지금, 이 환자는 70세를 바라보는 나이임에도 불구하고 그 누구보다도 건강한 삶을 살고 계신다.

 암과 간경화로 인한 고통을 이겨내며 항암식이를 통해 체력을 회복하고 재발 없이 건강하게 지내고 있다는 사실은 항암음식이 환자의 삶을 얼마나 변화시킬 수 있는지 보여주는 좋은 사례이다.

4
자궁암

44세 여성 환자는 부부관계 중 발생한 질출혈로 병원을 방문 하게되었고, 병리검사와 조직생검 결과 자궁경부에 악성 신생물인 편평상피 소세포암이 발견되었다. 또한 자궁에 4.7cm 크기의 근종과 좌측 난소에 2.3cm 크기의 낭종이 발견되었다. 이에 따라 바로 항암 치료를 시작해야했다. 이 환자는 자궁경부, 자궁, 난소에 모두 문제가 발생하면서, 신체적, 정신적으로 매우 어려운 상황에 놓였으며, 특히 우울증 증세까지 나타나 치료가 복잡한 상태였다.

그런데 이 분의 어머니가 권유한 항암요리를 통해, 그녀는 새로운 치료 방법에 대해 알게 되었고, 그 후 항암요리 연구소에서 1:1 맞춤형 항암식이 상담을 시작하게 되었다. 항암요리의 주요 목표는 단순히 항암 효과를 넘어서, 자궁경부, 자궁, 난소에 큰 영향을 미치는 호르몬 밸런스도 조절하는 것이다. 이는 여성의 생리적 특성을 고려한 식단으로, 호르몬을 조절하고 항암 치료의 효과를 증대시킬 수 있도록 중점을 두었다.

또한 소화가 잘 되는 고단백, 저지방, 유기농 식품을 중심으로 구성되었고, 특히 건강한 식재료에서 호르몬 균형을 돕고, 항산화 능력을 높여 면역력을 강화시키며 HPV 바이러스 퇴치를 목표로 하였다.

특히, 우울증을 동반한 상태에서 식이 치료는 중요한 역할을 했다.

맞춤형 식이요법은 우울증 개선에 도움이 되는 식품들(예: 비타민 D, 생들기름, 향균, 항염작용이 있는 허브)을 포함하여 정신적 회복을 위한 밸런스를 맞추었고, 이는 환자의 기분 전환과 정신적 안정에도 긍정적인 영향을 미쳤다.

항암 치료와 맞춤식이 치료를 병행한 결과 환자는 정신적 회복과 함께 신체적 회복도 이루어졌고 치료 중 체력 저하, 식욕 부진 등의 증상도 점차 개선되었고, 우울증 또한 매우 긍정적인 변화를 보였다.

5

갑상선암

54세 여성 환자는 건강검진을 통해 좌측 갑상선에 5x7x12mm 크기의 갑상선 유두암이 발견 되었다. 조직 검사 결과, 베데스다 카테고리 6으로 악성이라는 진단을 받았고, 이에 따라 수술적 치료가 필요하다는 의사의 권유를 받았다. 그러나 수술 시 갑상선 전절제를 진행해야 하는 상황에서 평생 신지로이드 약을 복용해야 한다는 부담으로 환자는 이 부분을 꺼려했다.

가족들은 수술을 강력히 권유했지만, 환자는 남편과 상의 후 항암식이요법을 시작하기로 결심하였고, 갑상선암은 그 당시 일상에 큰 불편함을 주지 않아서 의사의 권유와 달리 식이요법을 통해 암을 줄여보겠다는 의지를 다졌다. 이 분은 항암음식으로 치료한다는 새로운 접근법에 대해 긍정적인 마음을 갖고, 이를 생활 속에서 자연스럽게 실천해 나갔다.

항암식이요법은 단순히 암을 줄이기 위한 과정이 아니라, 몸과 마음의 건강을 증진시키는 과정이었다. 또한 면역력 강화, 항산화 성분, 호르몬 균형을 맞추는 식단으로 갑상선암에 효과적인 항암식을 구성했으며, 소화가 잘 되는 식단과 필수 영양소를 충족시킬 수 있는 균형 잡힌 항암식사가 중요했다. 또한 체내 염증을 줄이고, 세포의 자가 회복을 돕는 다양한 식재료들을 포함시켜, 갑상선 기능을 지원하는 식이요법을 이어갔다.

5년 후 이 환자는 놀랍게도 갑상선암이 사라지고, 건강이 더욱 개선된 상태로 지내고 있다. 수술도 항암제도 사용하지 않은 상태에서 자연적으로 건강을 회복한 것이다.

환자는 "더 이상 신지로이드 약을 복용하지 않아도 되고, 수술을 받지 않아도 된다는 점에서 너무 감사하다"며, 암 치료를 위한 음식이야말로 자신을 살리는 중요한 방법이었음을 깨달았다고 했다.

폐암

사례1

　59세 남성 환자는 하루에 담배 한 갑을 40년 넘게 피워 온 흡연 경력이 있으며, 고혈압과 당뇨병을 앓고 있었다. 진단 당시 지속적인 마른 기침과 기분나쁜 가슴 통증으로 병원을 찾았고, 검사 결과 왼쪽 폐에서 2.7cm크기의 종양이 발견되었다. 조직검사 결과 비소세포 폐암(NSCLC)으로 진단되었지만, 다행히 림프절이나 다른 장기로의 전이는 없는 상태였다.

　고혈압과 당뇨를 동시에 앓고 있는 상태에서 암 치료를 진행해야 했기 때문에, 환자는 암 관리 뿐 아니라 지병을 조절할 수 있으면서 항암력이 있는 맞춤형 항암 식이 요법을 진행하기로 결정했다.

식이 요법은 혈압과 혈당 수치를 안정화하면서도 암세포의 성장을 억제하는 식재료들을 포함하여 구성되었고 특히 혈당 변동을 최소화하는 저혈당 지수 식품과 나트륨을 줄인 식단을 통해 체내 대사 균형을 유지하며, 무엇보다 질병과 싸워 이길 수 있는 스스로의 항암능력을 강화하는 데 중점을 두었다.

이러한 맞춤형 식이 요법과 꾸준한 관리 덕분에 환자는 암 치료 과정을 견디며 건강 상태를 안정적으로 유지할 수 있었고, 현재는 고혈압과 당뇨도 잘 조절된 상태에서 더 건강한 생활을 이어가고 있다. 이 사례는 지병이 있는 환자들이 암과 만성 질환을 동시에 관리하기 위해 맞춤형 식이 요법이 얼마나 중요한지 보여주는 좋은 예가 된다.

사례2

53세 남성 환자는 폐암 진단을 받으며 오른쪽 엽설상부에 3.7cm 크기의 병변과 종격동 림프절로의 전이가 확인되었다. 간과 비장에는 전이되지 않았으나, 추가 검사에서 우측 12번 갈비뼈 부분에서도 국소적인 활동성이 보였다고 했다. 이는 갈비뼈 부위에 암이 국소적으로 영향을 미치고 있다는 신호일 수도 있는 상태였다.

환자의 특수한 상태와 전이 등을 고려해, 항암 효과가 입증된 음식들을 중심으로 한 맞춤형 식이 요법을 집중적으로 시행하였다. 특히 면역 체계를 강화하고 염증 반응을 줄이는 항산화 성분이 풍부한 식재료들을 섭취하도록 하여 갈비뼈와 폐 부위에 영향을 미치는 암세포의 활동을 억제하는 데 목표를 두었다. 또한 체력 유지를 위해 에너지를 공급하는 식단을 구성하여 환자가 항암 치료와 부작용을 극복할 수 있도록 진행하였다.

아직 젊다고 볼 수 있는 나이이기에 암의 성질과 속도도 빠를 수 있는데 특히나 숨을 쉬고 있어 계속 세포가 움직이고 외부 공기에 의해 자극을 받을 수 있는 폐암은 더욱더 불리한 조건이다. 그렇지만 맞춤 항암 식이를 통한 관리와 환자의 강한 의지는 치료를 성공적으로 이어갈 수 있었고, 많은 노력 끝에 현재는 건강을 회복하여 활기차게 일상을 살고 있다. 이 사례는 맞춤 항암 식단이 암 관리와 치료의 필수 요소임을 더 보여주는 사례이다.

대장암

사례1

48세 여성 환자는 평생 여러 종류의 다이어트를 시도해왔고 그로 인해 잦은 변비와 소화 불량으로 생활에 불편을 겪어왔다. 건강검진 중 대장 내시경에서 3.7cm, 2cm, 1.5cm 크기의 용종들이 발견되었고, 이 중 3.7cm 크기의 용종은 대장암으로 진단되었다. CT와 MRI 검사에서 이미 간에도 4x6cm 크기의 결절이 발견되어 전이가 의심되었고, 결국 간에도 전이성 암이 확인되었다.

대장암과 전이성 간암을 진단 받은 후, 환자는 항암 치료를 바로 시작하게 되었다. 항암 치료 과정에서 구토와 구역감, 손발저림 증상 등 강력한 부작용이 나타났다. 이로 인해 생활이 너무 힘들었고 지난 다이어트를 위해 했던 행동들을 후회하며 항암부작용들을 겪고 있던 중, 지인의 소개로 이종희항암요리연구소에 대해 알게 되었고, 항암부작용을 완화할 수 있는 음식을 섭취하고 싶다고 요청하였다.

환자의 건강 상태와 과거의 식습관을 고려하여 맞춤형 항암식이를 시작했다. 특히 항암 치료 중 발생할 수 있는 소화 불량과 변비 문제를 해결하기 위해 식이섬유가 풍부한 식품을 포함시켰으며, 구토와 구역감을 완화할 수 있도록 천연 성분을 활용한 음식들로 꾸렸다.

그 결과 이 맞춤형 항암식이를 통해 환자는 항암 치료의 부작용을 상당히 줄일 수 있었고 체력 회복도 빠르게 이루어졌다. 더불어 다이어트에 대한 과도한 걱정 없이 건강한 식습관을 유지하면서 건강한 몸을 갖게 되었으며 10년이 지난 지금까지도 재발 없이 건강하게 지내고 계시다.

다이어트와 건강 관리의 부담에서 벗어나, 항암식이를 통한 균형 잡힌 식생활이 장기적으로 큰 도움이 되었다고 회상하면서 그때 현명한 판단을 한 자신을 칭찬한다고 전해왔다.

사례2

57세 남성 환자는 평소 회사의 잦은 회식과 육식 중심의 식습관을 이어왔다. 고기 위주의 식단과 자주 술자리를 가진 생활이 암 발병에 영향을 미친 것으로 분석되었다.

어느 날 출근 중 복통을 느끼고 화장실에서 혈변을 발견하여 즉시 병원을 방문했고, 대장암 3기초로 진단을 받았다. 사실 그는 40대 후반부터 건강검진에서 용종이 자주 발견되었었고, 가끔 팬티에 혈액이 조금씩 묻어나오기도 했었지만 이를 간과해 왔었다.

대장암 진단 후 항암과 방사선 치료를 받게 되었고, 치료의 부작용으로 급격한 체중 감소와 견딜수 없는 피로가 지속되었다. 2개월 만에 10kg이 빠지며 몸 상태가 많이 나빠졌고, 이로 인해 항암요리연구소를 찾아왔다. 연구소에서는 그의 건강 상태와 식습관을 면밀히 분석하고 맞춤형 항암식을 제시하였다.

육류 위주의 식습관이 문제였기에 항암식이는 암세포 억제와 면역력 증강을 돕는 식재료들을 중심으로 조리되었고 항염증 효과가 있는 채소와 식이섬유가 풍부한 곡물, 항산화 성분이 많은 베리류와 뿌리과 식재료를 적극적으로 포함시켰다.

육류 대신 소화에 부담을 주지 않으며 면역력 강화에 도움을 주는 닭가슴살, 두부 등을 사용하여 단백질을 섭취하게하고, 안전한 방법으로 조리해 소화 불량을 최소화하였다.

이 맞춤형 항암식이 덕분에 환자는 예상보다 훨씬 더 빠르게 회복할 수 있었고, 속이 편안하고 변도 규칙적으로 잘 보면서 전반적인 소화 상태가 크게 개선되었다.

6년이 지난 지금까지 재발없이 건강하게 생활하고 있었고 맞춤형 식이 요법이 개인의 식습관에 맞춰 어떻게 항암 치료에 도움을 줄 수 있는지, 그리고 장기적인 건강 유지에 얼마나 중요한 역할을 하는지를 잘 보여주는 사례이다.

8

방광암

    49세 남성은 방광암 1기 진단을 받고 방광을 제거하지 않고 수술을 진행한 후, 항암치료를 시작했다. 수술 후에는 암요양병원에 입원하여 치료를 받았는데, 병원에서 제공된 환자식에는 고등어 구이, 돈가스, 우유 등 고칼로리 및 고지방 음식들이 포함되어 있었다고 했다.

    항암치료 중에 이런 음식들이 체내 염증을 증가시키고, 면역력을 약화시키며, 전반적인 회복을 방해할 수 있다는 사실을 피부로 느낀 그는 그 후 항암치료와 관련된 적절한 식단을 찾기 위해 인터넷을 통해 항암음식을 검색했다. 그렇게 이종희 항암요리연구소를 발견하고 상담을 요청하였고, 연구소에서 제공하는 맞춤형 항암식단을 실천하기로 했다.

항암식단은 체내 염증을 줄이고 면역 기능을 높이며 방광에 좋은 식재료를 선정하여 효과를 내게 하는데 중점을 두었으며, 그에 맞는 신선하고 균형 잡힌 식단을 제공하였고, 항암치료 동안 이 남성은 예상치 못한 긍정적인 변화를 경험했다.

첫 번째로, 항암치료 중에도 백혈구 수치가 정상 범위에서 떨어지지 않았고, 이것은 면역 기능이 잘 유지되고 있다는 것을 의미했다. 또한 항암의 전형적인 부작용인 구토, 피로, 탈모 등이 거의 나타나지 않아서 놀라워했다. 환자의 컨디션은 매우 좋아졌고, 6개월 추적검사 결과는 매우 긍정적이었다.

이 환자는 "수술과 항암보다 항암음식이 나를 살렸다"는 확신을 가지고 있다고 전해왔다.

후기

항암식단이 모든 암을 고칠 수 있는 절대적인 방법은 아니지만 병의 상태와 면역기능등을 확인하면서 의학적인 치료와 함께 병용하게되면 분명 치료 확률은 훨씬 더 높일 수 있다. 필자는 지난 수십 년동안 이런 극적인 치료사례들을 무수히 경험했다. 얼굴과 실명을 공개적으로 밝혀도 된다는 치료사례자들도 많다.

이러한 사례들은 암을 극복하고자 하는 모든 이들에게 큰 희망과 용기를 준다. 암은 더 이상 극복할 수 없는 질병이 아니며, 올바른 정보와 지속적인 노력을 통해 얼마든지 회복할 수 있다는 것을 증거해준다.

인체는 생각보다 강하고 생명의 불꽃도 만만하지 않다. 현대의학의 선구자로 추앙되고 있는 히포크라테스는 이렇게 말했다
"못 고치는 병은 없다. 못 고치는 습관만 있을 뿐!"

대부분의 환자들은 잘못된 섭생과 생활습관으로 중병에 걸리거나 인체 면역의 방어벽이 모두 뚫리게 해서 암을 겪게 되는 것이다. 그렇더라도 암을 고치고 이겨내는 방법을 알고 실천하게 되면 몸은 원래대로 돌아오려는 강력한 힘이 있기에 고칠수가 있는 것이다.

이 책을 통해 암을 극복하고자 하는 여러분에게 진심으로 감사의 말을 전한다. 암이라는 무시무시한 적을 만나 두려움과 고통을 겪으면서도 포기하지 않고 끝까지 싸워주는 귀하들께 존경과 감사를 표한다.

이 책을 집필하는 과정에서 세계적인 많은 전문가들과 연구자들의 연구 결과의 도움을 받았다. 그들의 연구와 논문 덕분에 보다 정확하고 근거 중심의 정보를 전달할 수 있었다. 또한, 실제 암 투병 경험을 공유해주신 환자분들과 그 가족들에게도 깊은 감사를 드린다. 그들의 용기와 인내는 이 책의 큰 영감이 되었다.

이 책이 암을 예방하고 극복하는 데 있어 작은 도움이라도 될수 있기를 바란다. 여러분의 식단관리는 암과의 싸움에서 가장 중요한 무기이다.

암이라는 어렵고 힘든 상황 속에서도 희망을 잃지 않고 끝까지 싸우는 여러분을 응원한다. 건강한 식단과 좋은 생활습관을 통해 부디 암과의 싸움에서 승리하기를, 그래서 더욱 강건한 몸과 마음을 유지할 수 있기를 기도한다.

이종희 항암요리연구소
개인 맞춤형
항암식단

초판 1쇄 | 2024년 11월 20일
초판 2쇄 | 2024년 11월 27일

저 자 | 이종희
발행인 | 윤승천
발행처 | ㈜건강신문사

등록번호 | 제25100-2010-000016호

주 소 | 서울특별시 은평구 가좌로 10길 26
전 화 | 02)305-6077(대표)
팩 스 | 0505)115-6077 / 02)305-1436

인터넷건강신문 | www.kksm.co.kr

ISBN 978-89-6267-150-6 (03590)

◆ 잘못된 책은 바꾸어 드립니다.
◆ 이 책에 대한 판권과 모든 저작권은 모두 ㈜건강신문사에 있습니다.
◆ 허가없는 무단인용 및 복제·복사·카페·블로그·인터넷 게재를 금합니다.